BestMasters

Mit „**BestMasters**" zeichnet Springer die besten Masterarbeiten aus, die an renommierten Hochschulen in Deutschland, Österreich und der Schweiz entstanden sind. Die mit Höchstnote ausgezeichneten Arbeiten wurden durch Gutachter zur Veröffentlichung empfohlen und behandeln aktuelle Themen aus unterschiedlichen Fachgebieten der Naturwissenschaften, Psychologie, Sozialwissenschaften, Technik und Wirtschaftswissenschaften. Die Reihe wendet sich an Praktiker und Wissenschaftler gleichermaßen und soll insbesondere auch Nachwuchswissenschaftlern Orientierung geben.

Springer awards "**BestMasters**" to the best master's theses which have been completed at renowned Universities in Germany, Austria, and Switzerland. The studies received highest marks and were recommended for publication by supervisors. They address current issues from various fields of research in natural sciences, psychology, social sciences, technology, and economics. The series addresses practitioners as well as scientists and, in particular, offers guidance for early stage researchers.

Juliane Herold

Gesundheitsförderung durch Geburtsvorbereitung

Ein Pilotprojekt für evidenzbasierte Hebammenarbeit

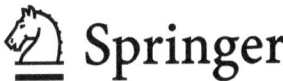

Juliane Herold
Universität Tübingen
Tübingen, Deutschland

Die vorliegende Arbeit wurde als Masterarbeit im Fach Hebammenwissenschaft und Frauengesundheit im Sommersemester 2024 an der Medizinischen Fakultät der Eberhard Karls Universität Tübingen von Prof. Dr. rer. nat. Claudia Plappert und Dr. Dr. Joachim Graf angenommen.

ISSN 2625-3577 ISSN 2625-3615 (electronic)
BestMasters
ISBN 978-3-658-48928-1 ISBN 978-3-658-48929-8 (eBook)
https://doi.org/10.1007/978-3-658-48929-8

Die Deutsche Nationalbibliothek verzeichnet diese Publikation in der Deutschen Nationalbibliografie; detaillierte bibliografische Daten sind im Internet über https://portal.dnb.de abrufbar.

© Der/die Herausgeber bzw. der/die Autor(en), exklusiv lizenziert an Springer Fachmedien Wiesbaden GmbH, ein Teil von Springer Nature 2025

Das Werk einschließlich aller seiner Teile ist urheberrechtlich geschützt. Jede Verwertung, die nicht ausdrücklich vom Urheberrechtsgesetz zugelassen ist, bedarf der vorherigen Zustimmung des Verlags. Das gilt insbesondere für Vervielfältigungen, Bearbeitungen, Übersetzungen, Mikroverfilmungen und die Einspeicherung und Verarbeitung in elektronischen Systemen.
Die Wiedergabe von allgemein beschreibenden Bezeichnungen, Marken, Unternehmensnamen etc. in diesem Werk bedeutet nicht, dass diese frei durch jede Person benutzt werden dürfen. Die Berechtigung zur Benutzung unterliegt, auch ohne gesonderten Hinweis hierzu, den Regeln des Markenrechts. Die Rechte des/der jeweiligen Zeicheninhaber*in sind zu beachten.
Der Verlag, die Autor*innen und die Herausgeber*innen gehen davon aus, dass die Angaben und Informationen in diesem Werk zum Zeitpunkt der Veröffentlichung vollständig und korrekt sind. Weder der Verlag noch die Autor*innen oder die Herausgeber*innen übernehmen, ausdrücklich oder implizit, Gewähr für den Inhalt des Werkes, etwaige Fehler oder Äußerungen. Der Verlag bleibt im Hinblick auf geografische Zuordnungen und Gebietsbezeichnungen in veröffentlichten Karten und Institutionsadressen neutral.

Planung/Lektorat: Renate Scheddin
Springer ist ein Imprint der eingetragenen Gesellschaft Springer Fachmedien Wiesbaden GmbH und ist ein Teil von Springer Nature.
Die Anschrift der Gesellschaft ist: Abraham-Lincoln-Str. 46, 65189 Wiesbaden, Germany

Wenn Sie dieses Produkt entsorgen, geben Sie das Papier bitte zum Recycling.

Geleitwort

Mit Inkrafttreten des neuen Hebammengesetzes im Jahre 2020 wurde der in Deutschland bisher fachschulisch verortete Beruf der Hebamme vollständig an die Hochschulen transformiert und entsprechend in eine akademische Disziplin umgewandelt. Zukünftig ist Voraussetzung für die Ausübung des Berufes die Absolvierung eines dualen Bachelorstudienganges. Diese Entwicklung spiegelt nicht nur internationale Entwicklungen wider (Deutschland war innerhalb des Bologna-Raumes der letzte Staat, der die Vollakademisierung des Hebammenberufes beschlossen hatte), sondern ist auch Folge einer komplexer gewordenen Geburtshilfe (bezogen u.a. auf ein ansteigendes Schwangerschaftsalter, mehr Vorerkrankungen und Risiken aber auch ein höheres Wissen um Vulnerabilität(sursachen), das Zusammenspiel von Risikofaktoren sowie dessen Abfederung durch eine salutogenetische Betreuung und allgemeine medizinische und technologische Fortschritte). Die Weiterentwicklung des Hebammenberufes als Hebammen*wissenschaft* erfordert auch die Entwicklung von Masterstudiengängen, um Studierende über die berufsqualifizierende Ausbildung im Bachelorstudium hinaus für Führungsaufgaben und eine wissenschaftliche Karriere vorzubereiten. An der Universität Tübingen wird seit 2022 der konsekutive Masterstudiengang Hebammenwissenschaft und Frauengesundheit angeboten, der ein entsprechendes Forschungsprofil enthält. Es ist eine große Freude, dass die Masterarbeit einer Studierenden der ersten Kohorte dieses Studienganges jetzt in diesem Rahmen beim Springer-Verlag publiziert werden kann.

Frau Herold hat sich in ihrer Arbeit mit der Gesundheitsförderung durch Geburtsvorbereitungskurse auseinandergesetzt. Geburtsvorbereitungskurse sind

Teil des Systems der Schwangerenvorsorge in Deutschland und sollen, finanziert von den Krankenkassen, entsprechend allen Schwangeren flächendeckend zur Verfügung stehen. Bisher fehlen jedoch eindeutige Vorgaben zu inhaltlichen Gestaltung der Geburtsvorbereitungskurse, die Versorgungsstruktur ist entsprechend äußerst heterogen (abhängig von den individuellen Qualifikationen der betreuenden Hebammen) und unzureichend Klientinnen-bezogen und -zentriert hinsichtlich der Abfederung von gesundheitlicher Chancenungleichheit, obwohl §20 SGB V explizit dazu auffordert, dass Leistungen im Rahmen von Prävention und Gesundheitsförderung insbesondere zur Verminderung sozial bedingter sowie geschlechtsbezogener Ungleichheit von Gesundheitschancen beitragen sollen.

Vor diesem Hintergrund war Ziel der jetzt publizierten Masterarbeit, ein Pilotprojekt zu entwickeln, um Methoden der Geburtsvorbereitung nach Lebensweltlichkeitsaspekten entsprechend zu überprüfen, und ein Kurskonzept zu entwickeln, welches einerseits den Vorgaben der Evidenz-basierten Medizin entspricht und anderseits geeignet ist, soziale Ungleichheit im Rahmen der Schwangerenvorsorge abzufedern. Die Ergebnisse sind von hoher Relevanz für die in Deutschland noch junge akademische Disziplin der Hebammenwissenschaft, da das neue Hebammengesetz explizit fordert, dass sich die Betreuung von Schwangeren, Gebärenden und Wöchnerinnen zukünftig am Evidenzprimat zu orientieren hat. Der besondere Reiz der Arbeit ergibt sich dabei daraus, dass sie nicht nur einen zentralen Baustein der Schwangerenvorsorge einer Evidenzprüfung unterzieht, sondern zugleich einen Gegenentwurf präsentiert und zugleich einen kritischen Diskurs bezüglich der mangelhaften Wirksamkeit des bisherigen Vorgehens lostritt. Dieser zentrale Impuls ist von hoher Relevanz nicht nur für alle Hebammen, die im Rahmen der Schwangerenvorsorge tätig sind, sondern auch für die ärztlich-geleitete Schwangerenvorsorge und nicht zuletzt die Gesundheitspolitik, da dezidiert auf bestehende Versorgungslücken hingewiesen und die Notwendigkeit der Anpassung aber auch von hebammengeleiteter Forschung unterstrichen wird. Entsprechend bilden die von Frau Herold im Rahmen ihrer Masterarbeit dargelegten Forschungsergebnisse eine wesentliche Grundlage für notwendige Forschung in diesem Bereich aber auch für erforderliche Weiterentwicklungen des praktischen Berufs der Hebamme im Kontext sich wandelnder gesellschaftlicher Rahmenbedingungen.

Tübingen   Dr. Dr. Joachim Graf
Juni 2025

Zusammenfassung

Die Präventionsarbeit durch Hebammen in Deutschland wird auf Grund mangelnder Netzwerke nicht erfasst oder vereinheitlicht. Die Geburtsvorbereitung in Form von Kursen ist ein von gesetzlichen Krankenkassen finanziertes Präventionsmodell mit fraglicher Wirksamkeit, zudem wird die Inanspruchnahme nicht erhoben. Soziale Ungleichheit sorgt für eine Chancenungleichheit für die Erhaltung der eigenen Gesundheit, wodurch es dringend nötig wird, dass Hebammen als Berufsgruppe für die Verbesserung der Strukturen zur Chancengleichheit in deren Präventionsarbeit einstehen. Im Rahmen dieser Arbeit wurde dies durch ein Pilotprojekt aufgefasst: das Pilotprojekt soll Methoden der Geburtsvorbereitung nach Lebenswelt überprüfen, Kurskonzepte entwickeln lassen, die Netzwerkarbeit von Hebammen und angrenzenden Professionen stärken und Daten generieren, die langfristig zu einer Leitlinie für Geburtsvorbereitungskurse führen können.

Abstract

Prevention work by midwives in Germany is not recorded or standardised due to a lack of networks. Birth preparation in the form of courses is a prevention model financed by statutory health insurance funds with questionable effectiveness, in addition it's utilisation is not recorded. Social inequality leads to unequal opportunities for maintaining one's own health, making it urgently necessary for midwives as a professional group to stand up for the improvement of structures for equal opportunities in their prevention work. As part of this work, this was addressed through a pilot project: the pilot project is intended to review methods of birth preparation according to lifeworld, develop course concepts, strengthen the networking of midwives and related professions and generate data that can lead to a guideline for birth preparation courses in the long term.

Hinweise zum Sprachgebrauch

Im Sinne einer gendersensiblen Sprache wird dort, wo es angebracht erscheint, ein Gender- Asterisk verwendet, um alle Geschlechtsidentitäten zu symbolisieren. Mit dem Begriff „Frauen" werden alle Personen angesprochen, die sich als solche identifizieren. Die Berufsbezeichnung Hebamme inkludiert alle Angehörigen jeglichen biologischen oder sozialen Geschlechts.

Inhaltsverzeichnis

1 Einleitung 1
2 Methodik 13
   2.1 Methodisches Vorgehen zur Erstellung des ersten Kurskonzepts 13
   2.2 Methodische Vorgehensweise zur Projektplanung 16
   2.3 Methodisches Vorgehen zur Datenerhebung 17
3 Ergebnisse: Evidenzbasierte Geburtsvorbereitung 19
   3.1 Inhalte und Rahmenplan für den evidenzbasierten Kurs 19
   3.2 Projektplanung 35
   3.3 Datenerhebung 39
4 Diskussion 45
5 Fazit 55
Literatur 57

Abkürzungsverzeichnis

BMI	Body-Mass-Index
ICC	Intracluster Korrelation
KI	Konfidenzintervall
PDA	Periduralanästhesie
PDCA	Plan-Do-Check-Act
PICO	Patient-Intervention-Control-Outcome
RR	Relatives Risiko
SES	Socio-economic status
SGB	Sozialgesetzbuch
STIKO	Ständige Impfkommission
WHO	World Health Organization

Abbildungsverzeichnis

Abbildung 3.1   Projektziele 36
Abbildung 3.2   Ansätze zur Projektdurchführung 37
Abbildung 3.3   Ansätze zur Datenerhebung 40

Einleitung

Hintergrund

Gesundheit wurde von der Weltgesundheitsorganisation (WHO) definiert als *„Zustand des vollständigen körperlichen, geistigen und sozialen Wohlbefindens und nicht nur das Freisein von Krankheit und Gebrechen"* [1]. Zudem wird in der Definition auf das Grundrecht auf Gesundheit eines jeden Menschen hingewiesen [1]. Das soziale Wohlbefinden sowie die Chancen auf körperliche und geistige Gesundheit werden durch politische Systeme reguliert und beeinflusst – Gesundheit ist abhängig von Wirtschaftssystemen [2]. Auf Grundlage epidemiologischer Erhebungen verschiedener Länder lässt sich ableiten, dass soziale und wirtschaftliche Ungleichheit über alle Lebensphasen hinweg sowohl im internationalen Vergleich als auch innerhalb von Entwicklungs- und Industriestaaten einen negativen Einfluss auf die Gesundheit hat [3]. Die sozialen Determinanten der Gesundheit, die von der WHO publiziert wurden, sind unter anderem Migration, soziale Ungleichheit, Stress, die frühe Kindheit, soziale Ausgrenzung oder Unterstützung, Arbeit, Sucht, Ernährung sowie Verkehr (Umwelt- und Wohnbedingungen) [3]. Die Weltgesundheitsorganisation hat zum Ziel, Strategien zu entwickeln, die Ländern helfen können, die Chancengleichheit auf Gesundheit und damit die öffentliche Gesundheit zu fördern [1]. Die Vorgehensweise, Gesundheitsförderung primär in der Erschaffung der gesellschaftlichen Rahmenbedingungen zu verorten und die Chancengleichheit zu erhöhen, wurde erstmals 1986 durch die Ottawa-Charta der WHO festgelegt [4]. Zentrales Ziel, beispielsweise aus dem Rahmenkonzept *„Gesundheit 2020"* der Weltgesundheitsorganisation der Region Europa, stellt das *„Erschaffen widerstandsfähiger Gemeinschaften und stützende Umfelder"* dar [2]. Zudem soll für die Verringerung des Gefälles von Gesundheit in einer Bevölkerung ein *„Lebenslaufansatz"* zur Gesundheitsförderung beitragen, um Menschen zur Handlungsfähigkeit zu verhelfen [2].

Die Handlungsfähigkeit in Bezug auf die eigene Gesundheit wird durch den Begriff *Gesundheitskompetenz* beschrieben [5]. Die Gesundheitskompetenz wird ebenso wie die Gesundheit nicht nur durch das Individuum und die genetischen Gegebenheiten beeinflusst, sondern auch durch soziales Kapital und das ökologische Umfeld [4]. Die Handlungsfähigkeit zur Erhaltung der eigenen Gesundheit und zur Bekämpfung von Krankheit wird beschrieben als Fähigkeit, Informationen, die für die eigene Gesundheit relevant sind, beschaffen, verstehen, reflektieren und anwenden zu können [5]. Die Gesundheitskompetenz ist demnach nicht nur abhängig von aktuellen Lebensumständen, sondern auch von kulturellem und milieuspezifischem Verständnis des Konstrukts von Gesundheit, Krankheit oder Handlungsbedarf [5]. Die Auswirkungen struktureller Benachteiligung von Menschen mit geringem sozialen Kapital zeigen sich auch im Kontext der Gesundheitskompetenz: Eine inadäquate Gesundheitskompetenz ist mit einer schlechteren körperlichen und geistigen Gesundheit assoziiert [5].

Diese gesundheitlichen Themen werden auf internationalen Konferenzen auf politischer Ebene herausgearbeitet und von Organisationen wie der Weltgesundheitsorganisation publiziert. Die Ansätze, die Relevanz gesundheitlicher Themen in ihrer Breite und Vielschichtigkeit zu betrachten, werden „*Health in all Policies*" (im Folgenden „Gesundheit auf allen Ebenen") genannt [4]. Die epidemiologisch fundierten Erkenntnisse dienen dazu, Strategien zur Bekämpfung sozialer Ungleichheit und zur Verbesserung der Lebensqualität und der öffentlichen Gesundheit zu entwickeln [4]. Angepasst an die Umstände der jeweiligen Region werden wissenschaftliche Erkenntnisse zu gesundheitlichen Risiken genutzt, um für die einzelnen Politikfelder herauszuarbeiten, welche Gesetze die jeweiligen Lebenswelten positiv beeinflussen können [4]. Hierbei haben viele weitere Interessensgruppen andere Vorstellungen für die Veränderung von Gesetzeslagen, weshalb das Prinzip der *Gesundheit auf allen Ebenen* nicht konsequent umgesetzt wird, sodass das soziale Kapital in Deutschland weiterhin für die Möglichkeit für ein gesundes Leben entscheidend ist [4].

In Deutschland werden Gesundheitsziele auf Grundlage der Erhebungen zur öffentlichen Gesundheit festgelegt, die Gegenstand zukünftiger Forschungen, politischer Entscheidungen oder gesundheitsfördernder Interventionen darstellen sollen [6]. Eines dieser Gesundheitsziele ist die Förderung der Gesundheitskompetenz [6]. Weitere Zeile sind die Reduktion des Alkohol- und Tabakkonsums, Prävention von Diabetes mellitus Typ 2, Bildung über Ernährung und gesunden Lebensstil, Prävention und nachhaltige Behandlung von depressiven Erkrankungen, Verbesserung der Gesundheit im Alter sowie Frauengesundheitsthemen, wie die Reduktion der Mortalität auf Grund von Brustkrebs oder die Förderung der Gesundheit in Bezug auf

1 Einleitung

Schwangerschaft und Geburt [6]. Wird diese Reihe an Gesundheitsthemen betrachtet und in Bezug auf die Rolle der Hebamme für die *Gesundheit auf allen Ebenen* gesetzt, wird deutlich: Hebammen sind entscheidende Akteure in Bezug auf die Verbesserung der öffentlichen Gesundheit.

Die direkte Ebene, auf der die Gesundheitsziele und Erkenntnisse über die Ungleichheit von Gesundheit in einer Gesellschaft Einfluss nehmen müssen, ist die der Leistungserbringenden im Gesundheitssystem. Präventionsarbeit und Maßnahmen zur Gesundheitsförderung sind elementarer Teil der Hebammenarbeit. Gesundheitsförderung und Prävention werden per Definition darin unterschieden, dass die Präventionsmaßnahme auf die Verhinderung des Eintretens einer bestimmten Erkrankung abzielt, während die Gesundheitsförderung die Selbstbefähigung darstellt, die Gesundheit zu erhalten [7]. Im Gesetz über das Studium und den Beruf von Hebammen wird festgelegt, dass Präventions- und gesundheitsförderliche Maßnahmen durch Hebammen *„geplant, gesteuert und gestaltet"* werden sollen [8]. Zudem sollen Hebammen dazu befähigt werden, *„Frauen und Familien auf die Geburt, das Wochenbett und die Elternschaft vorzubereiten"*, sowie auf prekäre psychosoziale Situationen der Familien entsprechend durch interprofessionelle Arbeit zu reagieren [8].

Prävention und Gesundheitsförderung sind nicht nur auf Grund der Kompetenzen und Verpflichtungen elementarer Teil der Hebammenarbeit, sondern auch aus der Perspektive des *Lebenslaufansatzes* der WHO [2]. Auf Grund des Stellenwerts des Ereignisses Geburt für eine Familie, kann der Hebamme eine Schlüsselrolle in Bezug auf die Veränderung des gesundheitsbezogenen Verhaltens zugesprochen werden. Studien haben belegt, dass das Ereignis der Schwangerschaft eine sensible Phase darstellt, in der Menschen eher bereit sind, ihr Verhalten zu hinterfragen, und motiviert sind, sich um ihre eigene Gesundheit zu kümmern [9]. Daraus folgend ist es umso wichtiger, die Gesundheitsförderung durch Hebammen wissenschaftlich zu beleuchten.

Um eine adäquate, zielgerichtete und nachhaltige Gesundheitsförderung im Rahmen eines Modells oder einer Maßnahme zu entwickeln, muss die Lebenswelt der Zielgruppen betrachtet werden [9, 10]. Die Prävention nach Lebenswelten beschreibt die Berücksichtigung aller Faktoren, die die Gesundheit einer Person determinieren [9, 10]. In einer Studie zu dieser Thematik konnten innerhalb der Gruppe der *„Mütter"* zehn Lebenswelten ausgemacht werden, die mit verschiedenen Risiken und Prävalenzen unterschiedlicher Erkrankungen einhergehen [11]. Das Modell der zehn Lebenswelten in dieser Studie zeigt auf, dass unter dem Einfluss des sozialen Rückhalts, der Bildung, der finanziellen Situation, der Kultur und der subjektiven Gesundheit unterschiedliche Bedarfe bestehen [11]. Beispielsweise konnten Unterschiede in den Bedarfen verschiedener alleinerziehender Mütter festgestellt werden [11]. Die Lebenswelt muss ebenso unter Einfluss der kulturellen und religiösen Prägungen betrachtet werden, hierzu gehört ebenfalls der Umstand der Migration oder Flucht. So kann der Aufenthaltsstatus oder individuelle Rassismuserfahrungen dieser Personen, teilweise in gewaltvoller Form, deutlich als Gesundheitsdeterminante verstanden werden, die in der Gesundheitsförderung Einfluss finden muss [12]. Der Faktor des Aufenthaltsstatus ist möglicherweise der einzige Faktor, der allen nach Deutschland migrierten Personen dieselben Barrieren auferlegt: Personen mit unklarem Aufenthaltsstatus werden „*illegalisiert*" und besitzen eingeschränkte Rechte auf medizinische Versorgung, sie können teilweise nicht behandelt werden [12]. Hierbei sollen schwangere Personen besonders geschützt werden, indem sie um den Zeitraum der Geburt und des Wochenbetts eine außerordentliche „*Duldung*" erhalten, diese endet allerdings drei Monate postpartal [12]. Zu den unterschiedlichen Bedarfen zählt insbesondere, dass die betreuten Personen durch das möglicherweise fremde Gesundheitssystem navigiert werden müssen: Die Erläuterung der gesetzlichen Gegebenheiten muss zunächst im Vordergrund stehen, um die Gesundheitskompetenz stärken zu können [12]. Die kulturelle Prägung im Umgang mit Gesundheit ist ein wesentlicher Faktor, der von Versorgenden verstanden werden muss. Beispielsweise haben einige afrikanische Kulturen, in unterschiedlicher Form, einen starken religiösen Einfluss in ihrer Einstellung zu Gesundheit, sodass die Prävention für die Verbesserung der eigenen Gesundheit möglicherweise irrelevant erscheinen könnte, wenn davon ausgegangen wird, dass die eigene Gesundheit als nicht selbst beeinflussbar gilt [12]. Ebenfalls ausschlaggebend für die Bedarfe von Familien ist die sexuelle Orientierung oder Genderidentität der betreuten Personen. Diese grundlegende Information muss für eine adäquate Gesundheitsförderung nach Lebenswelt der Individuen vorhanden sein. Personen, die sich mit einer von der heteronormativen Konstruktion von Sexualität abweichenden Sexualität identifizieren, gelten in einem Gesundheitssystem als fehl- oder unterversorgt [12]. Zudem werden diese Personen zahlenmäßig systematisch unterschätzt [13]. Hierzu gehört ebenso die Versorgung von Trans*-Personen, die durch diskriminierende Erfahrungen innerhalb des Gesundheitssystems und der Gesellschaft von sozialer Ausgrenzung betroffen sind [13]. Die Bedarfe von Trans*-Menschen sind im Hebammenkontext nicht erforscht und im Allgemeinen gibt es wenig Programme, die die Gesundheitsförderung dieser Personen aufgreifen oder in bestehende Programme integrieren, es gibt lediglich einzelne Standorte, die sich auf die queere Community konzentrieren [13, 14].

Ein elementarer Ansatz von effektiven Gesundheitskampagnen stellt das sogenannte „*Tailoring und Targeting*" dar, wobei „*Tailoring*" die theoriebasierten Inhalte

1 Einleitung

von Gesundheitsförderung darstellt und das „*Targeting*" vorsieht, die Zielgruppen für gesundheitsförderliche Maßnahmen konkret zu definieren [15]. Dieser Vorgehensweise muss allerdings eine empirische Analyse des möglichen Versorgungsproblems vorangehen, damit die gesundheitsförderlichen Maßnahmen kontext- und kulturbezogen auf die jeweilige Zielgruppe zugeschnitten sind, um deren Gesundheit effektiv zu fördern [15]. Geschieht dies nicht, werden möglicherweise Ressourcen verschwendet, da das Nichtwissen dazu führt, dass eine Präventionsmaßnahme auf Grund unterschiedlicher Lebenswelten nicht die Bedarfe abdeckt und schlicht nicht greifen kann [11].

Um Interventionen zur Gesundheitsförderung effektiv zu gestalten, werden Modelle und Theorien gebildet, die sich an sozialen Determinanten und dem Lebenslaufansatz orientieren. Ein evidenzbasiertes Modell, das auf Grundlage von systematischen Reviews und Expert*innenmeinungen in Bezug auf Motivation und Verhaltensveränderung entwickelt wurde, systematisiert die Ebenen der Verhaltensveränderung, um Interventionen gezielt entwickeln und einsetzen zu können [16]. Das „*COM-B*"- Modell beschreibt effektive und problemorientierte Lösungen für Interventionen in Bezug auf Verhaltensveränderung, die entweder die *Capability*, die *Opportunity* oder die *Motivation* betreffen [16]. Problemorientierung bedeutet für dieses Rahmenmodell, dass Interventionen, die in Studien keine Effekte auf die Gesundheitsförderung auf mehreren Ebenen gezeigt haben, nicht eingeschlossen wurden [16].

Relevanz

Nachdem aufgezeigt werden konnte, wie Gesundheit, Gesundheitskompetenz und Chancenungleichheit auf Gesundheit verstanden werden können, wie damit umgegangen wird und welche Rolle Hebammen dabei spielen, soll nun die Relevanz für evidenzbasierte Gesundheitsförderung durch Geburtsvorbereitung aufgezeigt werden.

Erhebungen der Gesundheitskompetenz der erwachsenen Bevölkerung in Deutschland zeigen auf, dass Menschen mit dem höchsten Bildungsstand zu 27,9 % eine „*problematische Gesundheitskompetenz*" aufweisen, 8,4 % wurden in dieser Gruppe der Kategorie „*inadäquate Gesundheitskompetenz*" zugewiesen [17]. Daraus folgend besitzen nur 63,7 % der erwachsenen Menschen in Deutschland mit dem höchsten Bildungsabschluss eine „*ausreichende Gesundheitskompetenz*" [17]. Erwachsene Menschen ohne Schulabschluss und mit niedrigem Bildungsstand sind zu 18,5 % in der Kategorie „*inadäquate Gesundheitskompetenz*" vertreten, ebenso 14,2 % der Bevölkerung mit mittlerem Bildungsstand [17]. Werden die Gruppen nach dem binären Geschlechtersystem aufgeteilt, unterscheiden sich Frauen in ihrer Gesundheitskompetenz nach Bildungsabschluss signifikant, demnach zeigen die aktuellen Zahlen in Deutschland, dass Menschen mit mehr Bildung mehr Chancen auf Selbsterhaltung und Steuerung der eigenen Gesundheit, gemessen an deren Gesundheitskompetenz, besitzen als Menschen mit niedrigem Bildungsstand [5]. Das Gesundheitsverhalten der Menschen mit derart unterschiedlicher Gesundheitskompetenz unterscheidet sich, gemessen an Ernährung, Sport, Rauchverhalten und Übergewicht, weniger deutlich [18]. Frauen in der höchsten Bildungsgruppe rauchen etwas seltener, ernähren sich etwas gesünder (gemessen an Obst- und Gemüsekonsum) und machen häufiger Sport, allerdings trinkt ein größerer Anteil der besser gebildeten Frauen eine gesundheitsriskante Menge an Alkohol verglichen mit Frauen in der niedrigsten Bildungskategorie [18].

Die Folgen einer inadäquaten Gesundheitskompetenz sind nicht nur ein schlechteres Gesundheitsverhalten der einzelnen, sondern auch relevante Auswirkungen auf die öffentliche Gesundheit. Die häufigste Sterbeursache der Frauen in Deutschland sind Herz-Kreislauf-Erkrankungen, gefolgt von Krebserkrankungen, hierbei sterben Frauen am häufigsten an Brustkrebs [19]. Risiken für beide Sterbeursachen sind unter anderem Übergewicht: 43,1 % der Frauen in Deutschland gelten als übergewichtig (gemessen am BMI), weitere 14,6 % sind adipös und damit pathologisch übergewichtig [20]. Im Laufe eines Lebens erkranken in Deutschland rund 17 % der Frauen ab 65 Jahren an der chronischen Stoffwechselerkrankung Diabetes mellitus, bei Frauen ab 45 Jahren liegt die Prävalenz bei 7 % [21]. Die Entwicklung der Prävalenz von Diabetes in der Schwangerschaft zeigt auf, dass vor allem Frauen im gebärfähigen Alter morbider sind als noch vor 20 Jahren: Im Jahr 2004 lag die Prävalenz für Gestationsdiabetes bei 2,2 %, zur Einführung des Screenings auf Gestationsdiabetes im Jahr 2011 bei 4,4 %, inzwischen sind es knapp 6 % der Schwangeren, die einen Schwangerschaftsdiabetes entwickeln [22, 23]. Diese Zahlen sind von großer Relevanz in Bezug auf die Gesundheitsförderung für die Verbesserung der Gesundheitskompetenz, da zum Beispiel zum Gestationsdiabetes genügend Studien existieren, die belegen, dass ein niedrigeres Startgewicht (Normalgewicht) zur Schwangerschaft sowie ausreichende körperliche Aktivität das Risiko für die Entwicklung eines Gestationsdiabetes signifikant senken können [24]. Weitere Entwicklungen, in die Gesundheitskompetenz von Individuen Einfluss nimmt, sind die Frühgeburten und die Sectiorate. Aus 30 % der Frühgeburten resultiert ein Kaiserschnitt als Geburtsmodus, in Deutschland werden aktuell 8,5 % der Kinder vor der 37. Schwangerschaftswoche geboren [19]. Die Sectiorate ist seit ungefähr 20 Jahren stabil bei circa 30 %, im Jahr 2022 lag diese bei 31,9 % [25]. Allerdings werden 31,8 % der Kaiserschnitte auf Grund des Zustands nach Sectio durchgeführt [19]. Der Kaiserschnitt ist allerdings mit einem deutlich

1 Einleitung

erhöhten Infektionsrisiko, sowie einer schlechteren Stillrate im Vergleich zu Spontangeburten assoziiert [26]. Die Stillraten zeigen ebenso Handlungsbedarf für die Gesundheitsförderung auf: In Deutschland werden nur 12 % der Kinder entsprechend der WHO-Empfehlung über sechs Monate ausschließlich gestillt, 40 % der Kinder bis zum vierten Monat, im Mittel sind es nur 3,9 Monate des ausschließlichen Stillens [27]. Der häufigste Grund abzustillen ist laut Selbstauskunft zu wenig Brustmilch [27].

Die gesundheitliche Situation der Frauen in der deutschen Bevölkerung lässt sich ebenso durch die Betrachtung der sozialen Determinanten von Gesundheit in Zahlen ausdrücken. Stress, soziale Ungleichheit und Ausgrenzung, Migration und Flucht sowie die Arbeitsbelastung sind Determinanten für verschiedenste Gesundheitsrisiken [3]. In Deutschland sind 87,9 % der alleinerziehenden Personen mit mindestens einem Kind Frauen, die – auch wenn sie erwerbstätig sind – signifikant häufiger an der Armutsgrenze leben als Frauen, die in einer Partnerschaft sind [19]. Zudem arbeiten Frauen signifikant seltener bezahlte Arbeitsstunden als Männer ab dem Alter von 15 Jahren und sind häufiger einer Doppelbelastung ausgesetzt: 7 % aller Frauen im Erwerbsalter (16–64 Jahre) sind in die Pflege eines Angehörigen eingebunden [19, 28]. Die teilweise Doppelbelastung von vorrangig unbezahlter Sorgearbeit muss als soziale Determinante anerkannt werden, die hauptsächlich Frauen betrifft und mit weiteren sozialen Ungleichheiten einhergeht. Allgemein verdienen erwerbstätige Frauen weniger Geld als Männer, wodurch das Frau-Sein in einer Gesellschaft ausreicht, um von sozialer Ungleichheit betroffen zu sein [29]. Innerhalb der Gruppe „Frauen" gibt es Unterschiede im Grad der sozialen Benachteiligung oder Mehrfachdiskriminierung. Ein niedriger sozioökonomischer Status ist auch innerhalb der Gruppe (30–64 jährige Frauen) mit einem schlechteren Gesundheitszustand assoziiert: Während 33 % der Frauen mit niedrigem Einkommen von einem schlechten Gesundheitszustand berichten, wird dies von 12 % der Frauen mit einem hohen Einkommen (>150 % des Mittels) angegeben [30]. Ein niedriger sozioökonomischer Status ist im Allgemeinen mit einer höheren Inzidenz von Herzkreislauf- und Lungenerkrankungen sowie Diabetes assoziiert, zudem weist diese Gruppe an Frauen häufiger Schwangerschafts- und Geburtsrisiken auf [19]. Die gesundheitliche Lage von Frauen mit Migrationshintergrund muss ebenso besonders betrachtet werden: Diese Frauen sind nicht unbedingt ungesünder, aber haben durch ein kulturell unterschiedlich geprägtes Verständnis von Gesundheit und individuellen Migrations- oder Fluchterfahrungen andere Risikofaktoren sowie protektive Faktoren für ihre Gesundheit [19]. Beispielsweise sind Frauen mit Migrationshintergrund beim ersten Kind meist jünger und haben seltener einen primären Kaiserschnitt, allerdings wird die ärztliche Schwangerenvorsorge zu einem späteren Zeitpunkt zum ersten Mal und insgesamt weniger häufig in Anspruch genommen, wobei Frauen, die unter fünf Vorsorgeuntersuchungen erhalten, als unterversorgt gelten [19]. Gleichzeitig haben unterversorgte Frauen ein erhöhtes Risiko für einen Kaiserschnitt, ebenso stellen Kommunikationsprobleme und ein niedriger sozioökonomischer Status Risikofaktoren für einen Kaiserschnitt dar [19]. Allerdings ist die individuelle Risikokonstellation verschiedener sozialer Determinanten der Gesundheit einer jeden Frau mit Migrationshintergrund für die Versorgung dieser relevant, da die nicht-ärztliche Schwangerenvorsorge und Geburtsvorbereitung durch Hebammen signifikant seltener in Anspruch genommen wird [19]. Weitere von sozialer Ausgrenzung Betroffene sind Frauen mit Behinderung und Frauen außerhalb der heteronormativen sexuellen Orientierung oder Identität [19]. Frauen mit Beeinträchtigung oder anerkannter Behinderung sind häufiger von Diskriminierung betroffen, die sich unterschiedlich auf deren Gesundheitskompetenz, Gesundheitsverhalten und Gesundheitsrisiken auswirken [19]. Beispielsweise sind Frauen mit Behinderung schlechter über reproduktive Gesundheit aufgeklärt und häufiger von sexueller Gewalt betroffen [19]. Frauen, die nicht heterosexuell orientiert sind oder deren Identität (Gender) nicht männlich ist, sind ebenfalls häufiger von Diskriminierung betroffen [19]. Unabhängig von der offenkundigen Orientierung oder Identität ist das sexuelle Verhalten relevant für die Gesundheit, wobei die Unklarheit der Daten über die Häufigkeit von Lebensweisen, die nicht heteronormativ sind, ein Problem darstellt. Die fehlende Anerkennung individueller Lebensweisen kann dazu führen, dass gesundheitliche Risiken nicht erkannt werden und die Aufklärung über Verhütungsmethoden und Informationsquellen ausbleibt [19]. Beispielsweise geben rund 10 % der in einer Erhebung befragten Frauen an, mit anderen Frauen sexuell zu interagieren, während die offenkundige Orientierung als bi- oder homosexuelle Frauen von unter 2 % angegeben wird [19].

Eben diese besonders von Diskriminierung betroffenen Gruppen innerhalb der Frauen sind häufiger von Gewalt betroffen, demnach stellen die Herkunft, die sexuelle Orientierung und eine Behinderung Risikofaktoren für Gewalt dar, während Bildung und sozioökonomischer Status nicht isoliert als Risikofaktoren für Gewalterfahrungen von Frauen gelten [19]. Des Weiteren sind Frauen mit Gewalterfahrungen in der Kindheit und Frauen, die sich von ihrem Partner trennen möchten, häufiger von Gewalt betroffen [19]. In Deutschland geben 33 % der Frauen ab 15 Jahren an, körperliche bzw. sexuelle Gewalt erlebt zu haben, meist ausgehend von einem männlichen Partner [19, 31]. 43 % der Frauen geben an, von psychischer Gewalt betroffen zu sein, diese ist definiert durch eine systematische Kontrolle über das Leben der Frau, finanzielle Zwänge und Unterdrückung, auch definiert als ökonomische Gewalt [19]. Jede zweite Frau (55 %) wurde in ihrem Leben bereits sexuell belästigt, 18 % geben an, gestalkt worden zu sein [19]. Die gesundheitlichen Auswirkungen jeglicher Gewalt gegen Frauen sind insbesondere psychische

Erkrankungen, Suizidalität, psychosomatische Folgen wie chronische Schmerzen, eine Neigung zu verstärktem Suchtverhalten, aus der Gewalt resultierende (tödliche) Verletzungen oder ungewollte Schwangerschaften und gegebenenfalls unsachgemäße Schwangerschaftsabbrüche auf Grund von Stigmatisierung [19]. Statistiken zeigen, dass Frauen in allen Lebenslagen signifikant häufiger von (diagnostizierten) psychischen Erkrankungen betroffen sind, im gebärfähigen Alter sind es zwischen 6 und 10 % der Frauen [32]. Die strukturelle Gewalt, die in jeder Gesellschaft dieser Welt herrscht und sich unterschiedlich stark auswirkt, bildet die Grundlage für weitere Gewaltformen und kann durch die Verbesserung der Chancengleichheit zwischen den Geschlechtern, aber auch innerhalb der Gruppe der Frauen, vermindert werden.

Hebammenwissenschaftliche Relevanz
In diesem Abschnitt soll herausgestellt werden, welche Rolle die Hebamme in Bezug auf die Gesundheitsförderung durch Geburtsvorbereitungskurse in Hinblick auf Verbesserung der Chancengleichheit und der Präventionsarbeit und -forschung einnimmt und einnehmen sollte.

Wie bereits dargestellt ist die Hebamme ein relevanter Akteur in Bezug auf die Erreichung der Gesundheitsziele in Deutschland und erwirbt im Studium die entsprechenden Kompetenzen. Zudem kann der Zeitraum, in dem Hebammen auf die Frauen treffen, als sensibler Moment betrachtet werden, in dem Frauen besonders empfänglich sind für Motivation und Gesundheitsinformationen, durch die sie ihr Verhalten verändern [9]. Die Umsetzung der Strategien für die *Gesundheit auf allen Ebenen* in Deutschland wird in der Literatur bewertet und lässt sich anhand der dargestellten Gesundheitszustände verschiedener Bevölkerungsgruppen durch die Gesundheitsberichterstattung beleuchten. Die Präventionsstrategien in Deutschland werden meist zur Krankheitsvermeidung eingesetzt, demnach fehlen Konzepte für die Primärprävention, also die Verminderung oder Eliminierung von Gesundheitsrisiken [4, 10]. Primärprävention findet weniger in Verhaltensprävention statt, also der Verbesserung des Gesundheitsverhalten der Einzelnen, sondern in der Verhältnisprävention, um Verhältnisse und Rahmenbedingungen in den Kommunen zu schaffen, die die Chancengleichheit auf Gesundheit erhöhen [4, 19].

Diese Arbeit beschäftigt sich mit dem Geburtsvorbereitungskurs unter dem Aspekt der Gesundheitsförderung, demnach wird nun die Versorgungsrealität der Kassenleistung dargestellt. Im Rahmen der Literaturrecherche für diese Arbeit konnten keine Leitfäden zur Sicherung der Qualität der Inhalte von Geburtsvorbereitungskursen gefunden werden, weshalb die Versorgungsrealität nun anhand der Informationsmaterialien zu Geburtsvorbereitungskursen dargestellt wird. Laut der Information einer gesetzlichen Krankenkasse zielt der Geburtsvorbereitungskurs darauf ab, „*Informationen zum Geburtsablauf*" zu liefern und „*das Selbstbewusstsein zu steigern und die Angst vor der Geburt zu nehmen*" [33]. In den Informationsmaterialien konnte kein Bezug zu Lebenswelt, sozialer Herkunft, Kultur oder einer möglichen Sprachbarriere festgestellt werden. Zudem werden keine weiteren Methoden beschrieben, wie diese Ziele innerhalb des Geburtsvorbereitungskurses erreicht werden sollen [33]. Eine andere gesetzliche Krankenkasse informiert über verschiedene Methoden zur Entspannung sowie verschiedene (Video) Angebote für Geburtsvorbereitungskurse, hierbei werden Hebammen nicht als Leistungserbringende aufgelistet [34]. Auf einer weiteren Webseite, auf der ein Austausch zwischen werdenden Eltern geschaffen wird und eine Fachkraft über die Inhalte von Geburtsvorbereitungskursen informiert, werden konkrete Hinweise dazu geliefert, wer sich für den Geburtsvorbereitungskurs anmelden kann [35]. Hierbei wird auf die „*Partner*" hingewiesen, die mit einer finanziellen Eigenbeteiligung ebenfalls an Kursterminen teilnehmen können [35]. Ebenso wird erwähnt, dass sich die werdenden Eltern für den „*Kurs ihrer Wahl*" anmelden dürfen, dies allerdings sehr frühzeitig, zum Ende des ersten oder zu Beginn des zweiten Trimenons, tun müssen [35]. Auch auf dieser Webseite wird inhaltlich thematisiert, dass der Geburtsvorbereitungskurs dazu dient, sich mit anderen werdenden Eltern auszutauschen, und dass der Kurs dazu befähigt, „*bewusster, angstfreier und meist schmerzfreier*" gebären zu können [35]. Es werden Informationen zu einem „*normalen Geburtsablauf*" und Gebärpositionen gegeben, hierbei werden die Beispiele des Geburtshockers oder der Wassergeburt angeführt [35]. Die Gesundheitsförderung im weitesten Sinne wird dadurch adressiert, dass „*allgemeine Gesundheitsinformationen*" vermittelt werden sollen [35]. Die bislang zentralen Vertreter*innen der Berufsgruppe der Hebammen (Deutscher Hebammenverband) geben auf ihrer Webseite ebenfalls keine qualitätssichernden Informationen oder Handlungsanweisungen in Bezug auf den Geburtsvorbereitungskurs [36].

Die fehlenden Qualitätsansprüche an die Gesundheitsförderung in der Geburtsvorbereitung werden dadurch deutlich, dass die 14 Stunden Präventionsarbeit durch Hebammen in der aktuellen Leitlinie zur vaginalen Geburt am Termin nicht erwähnt werden [37]. Der einzige Hinweis auf die Geburtsvorbereitung findet sich in der Rubrik zum Thema Homöopathie, dieser zielt allerdings nicht auf das Modell der Geburtsvorbereitungskurse ab [37]. In Ergänzung dazu konnten Studien gefunden werden, die die Auswirkungen der gelebten Geburtsvorbereitung beleuchten. Es ließ sich dabei ein Zusammenhang zwischen dem Bildungsgrad des Partners – an dieser Stelle sind heterosexuelle Paare gemeint – und der Art der Geburtsvorbereitung der Schwangeren feststellen [38]. Demnach geht eine schwangere Person in den Geburtsvorbereitungskurs, liest sich selbst Informationen zum Geburtsablauf an oder spricht mit Frauen, die bereits geboren haben [38]. Für die Hebammenarbeit

1 Einleitung

ist dies relevant, da der Geburtsvorbereitungskurs offenbar für Paare keinen messbaren Mehrwert zur Vorbereitung auf das Elternsein und der Reflexion über das eigene Gesundheitsverhalten darstellt. Eine weitere sozialwissenschaftliche Studie stellt heraus, dass die Informationsverarbeitung und Haltung der Hebammen innerhalb der Geburtsvorbereitungskurse signifikant zur Retraditionalisierung in Geschlechterrollen beiträgt, demnach wird die strukturelle Gewalt und Unterdrückung nicht anerkannt [39]. Eine weitere Kurzbefragung zu Informationsquellen in der Schwangerschaft zeigt, dass sich ebenso viele Paare im Internet, durch Bücher und Elternzeitschriften informieren wie über Ärztinnen/Ärzte oder Hebammen [40]. Eine Studie zur Hebammenversorgung in Bayern bestätigt das Bild: Geburtsvorbereitungskurse werden in der Stadt häufiger in Anspruch genommen als in ländlichen Gebieten, Frauen gehen beim zweiten Kind meist nicht mehr in einen Geburtsvorbereitungskurs, Frauen mit Migrationshintergrund oder geringerer Bildung als die mittlere aus drei Kategorien gehen signifikant seltener in den Geburtsvorbereitungskurs [41]. Laut dieser Studie bietet in Bayern jede zweite freiberuflich tätige Hebamme einen Geburtsvorbereitungskurs an, dessen Inhalte werden jedoch nicht beleuchtet [41]. In der Befragung, wie Hebammen ihre Arbeitszeit verbringen, wurde ersichtlich, dass das Qualitätsmanagement die geringste Aufmerksamkeit erhält, wobei Hebammen als Gründe dafür angeben, zu viel mit Bürokratie und Qualitätsmanagement beschäftigt zu sein [41]. Die Autor*innen dieser Arbeit warnen in Bezug auf die Akademisierung, die Qualität der Ausbildung solle nicht nachlassen – auch hier werden keine Fragen bezüglich der Qualität der Versorgung oder der Veränderungen durch mögliche Evidenzbasierung gestellt [41]. Auf der Webseite des deutschen Hebammenverbands unter dem Reiter „*Was machen Hebammen?*" wird folgende Aussage getroffen: „*Mit ihrer Arbeit leisten sie einen wichtigen Beitrag zu einer gesunden Gesellschaft. Sie schaffen Urvertrauen und damit die besten Voraussetzungen für eine gute Zukunft*" [36]. Auf Grund der aufgeführten Versorgungsrealität und der mangelnden Erfassung der Inhalte von Präventionsmaßnahmen sowie der fehlenden Dokumentation zu Evidenzbasierung oder Vereinheitlichung von Geburtsvorbereitungskursen kann diese Aussage nicht belegt werden.

Auf Grund der aufgeführten Strukturen, die die Gesundheitsförderung verbessern sollen, um soziale Ungleichheit zu vermindern, des Gesundheitszustands verschiedener Frauengruppen im gebärfähigen Alter und Umsetzung der *Gesundheit auf allen Ebenen* in Deutschland sowie der unklaren Versorgungsrealität durch Hebammen ist ein evaluationsfähiges Präventionsmodell nötig.

Das Ziel dieser Arbeit ist die Ausarbeitung eines Pilotprojekts zur Gesundheitsförderung durch Geburtsvorbereitung, das trotz mangelnden Wissens zur Versorgungsrealität problemorientiert aufgebaut ist und durch wissenschaftliche

Begleitung Daten generieren lässt, um das Versorgungsproblem empirisch aufzudecken. Die längsschnittgerichtete Datenerhebung zielt darauf ab, verschiedene Kurskonzepte nach Lebenswelt, deren Wirksamkeit zur Förderung der Gesundheitskompetenz nachweisbar ist, zu entwickeln.

Methodik 2

Im folgenden Kapitel wird die methodische Herangehensweise beschrieben. Hierbei wird unterschieden zwischen der Erstellung des Kurskonzepts (Inhalt und Methode der Kurse), der Projektplanung und der Datenerhebung und Evaluation.

2.1 Methodisches Vorgehen zur Erstellung des ersten Kurskonzepts

Die in der Einleitung aufgezeigte Versorgungsstruktur in Geburtsvorbereitungskursen konnte nicht systematisch erhoben werden, da in Deutschland keine Daten zu Inhalten der Geburtsvorbereitung vorliegen, bestehende Netzwerke diese Inhalte nicht erfassen und qualitätssichernde Netzwerke fehlen. Demnach folgt die Methodik der Projekterstellung und Konzeptualisierung eines evidenzbasierten Kurses den Erkenntnissen aus angrenzenden Fachbereichen: Präventionsforschung und Transferwissenschaft.

Das Kurskonzept, das im Rahmen dieser Arbeit erstellt wurde, unterliegt der theoretischen Grundlage der empirisch abgeleiteten Empowerment-Dimensionen nach Kliche et al. [42]. Die Dimensionen lauten: *Beteiligung an Entscheidungen, Selbstwirksamkeitserwartung, soziale Unterstützung und soziales Kapital, Kompetenzen, Inanspruchnahmeverhalten, Fähigkeit zur Zielsetzung und -verfolgung,*

Ergänzende Information Die elektronische Version dieses Kapitels enthält Zusatzmaterial, auf das über folgenden Link zugegriffen werden kann https://doi.org/10.1007/978-3-658-48929-8_2.

Reflexionsvermögen und Innovation [42]. Diese Empowerment-Dimensionen wurden von weiteren Studien aufgegriffen, um sie in verschiedenen Präventionsprojekten zu nutzen und zu evaluieren. In einer Übersichtsarbeit von Zinsser et al. wurden diese Dimensionen und theoretischen Konzepte in Bezug auf Gesundheitsförderung und Geburtsvorbereitung mit Schwangeren untersucht [42, 43]. Die Autor*innen kamen zu dem Ergebnis, dass in keiner der Studien zu Präventionsprogrammen alle Empowerment-Dimensionen berücksichtigt wurden und die Methoden, wie die Geburtsvorbereitung durchgeführt wurde, nicht reproduzierbar dokumentiert sind [43]. Zudem konnte eine weitere Studie den „*teachable moment*" in der Schwangerschaft ausmachen, die Autor*innen gehen dabei davon aus, dass die Empowerment-Dimensionen in der Schwangerschaft greifen können [9]. Grundlegend sind Präventionsmodelle theoriebasiert aufzubauen [44]. Die Herangehensweise gibt dem Konzept eine strukturierende Grundlage, um Methoden aus interner und externer Evidenz damit zu verknüpfen, zu erproben und daraus Daten zu generieren. Das Ziel ist es, alle Empowerment-Dimensionen in unterschiedlichen Inhalten und durch konkrete Methoden im Kurskonzept unterzubringen. Die externe Evidenz zu Methoden zur Gesundheitsförderung in der Geburtsvorbereitung liefert das von der Autorin im Vorfeld erstellte Umbrella-Review, dessen Methodik im folgenden Abschnitt beschrieben wird. Die interne Evidenz besteht aus den Grundlagen der praktischen Erfahrung aus dem primärqualifizierenden Studium an der Universität Tübingen zur Hebamme (Bachelor of Science in Hebammenwissenschaft) und weiteren 18 Monaten Berufserfahrung mit Schwangeren an einer Klinik mit Maximalversorgung.

Für die systematische Suche wurde eine PICO-Tabelle erstellt, um den späteren Suchstring strukturiert mit allen relevanten Schlüsselwörtern erstellen zu können. Der Suchstring wurde demnach durch Bool'sche Operatoren entsprechend der Trennung zwischen Population und Intervention erstellt: ("pregn*"[All Fields] OR "maternal health"[MeSH Terms] OR ("maternal"[All Fields] AND "health"[All Fields])) AND "Prenatal education"[All Fields]) OR "Childbirth Classes"[All Fields] OR "Childbirth education"[All Fields] OR "Antenatal education"[All Fields] OR "Information-Motivation-Behavioral Skills Model"[All Fields] OR "behavior change technique"[All Fields] OR "Health promotion techniques"[All Fields] OR "Health related behavior"[All Fields]). Der Suchstring wurde am 20.08.2023 in der Literaturdatenbank PubMed eingegeben und lieferte 33 Ergebnisse mit den folgenden gesetzten Filtern: Publikation innerhalb der vergangenen 10 Jahre, Metaanalysen und systematische Reviews. Zur Sicherstellung der korrekten Wahl des Studiendesigns wurden die Filter für die Studiendesigns auf randomisiert-kontrollierte und klinische Studien erweitert, dies lieferte 171 Ergebnisse. Das Screening der Ergebnisse bestätigte das bereits beschriebene Bild

2.1 Methodisches Vorgehen zur Erstellung des ersten Kurskonzepts

der Ergebnisse für den Gegenstand von Interesse, somit wurden die 33 Ergebnisse (Metaanalysen und systematische Reviews) gescreent.

Zur Erstellung der PICO-Tabelle wurden die Ein- und Ausschlusskriterien festgelegt. Die Einschlusskriterien lauten wie folgt: Es werden Methoden zur Motivation und Verhaltensveränderung gesucht, die einen direkten Bezug zum gesundheitsbezogenen Verhalten in der Schwangerschaft haben. Die Outcomes des gesundheitsbezogenen Verhaltens sollen quantitativ messbar sein, um einen kausalen Zusammenhang zur Prävention in der Schwangerschaft herstellen zu können. Zudem sollen die Interventionen in der Zeit der Schwangerschaft und des Elternwerdens stattfinden, im Rahmen von Präventionsarbeit, die sich von der regulär ärztlichen Schwangerenversorgung abhebt. Zur Vergleichbarkeit, inwiefern sich gesundheitsförderliche Methoden von der regulären Versorgung abheben, wurde sich zum Einschluss der Studien am deutschen System orientiert. In Deutschland ist der Betreuungsbogen von Hebammen breit gefächert, von Kinderwunsch bis zum Ende der Stillzeit oder einem Jahr nach Geburt, zudem schreiben die Mutterschaftsrichtlinien den ärztlichen Leistungserbringer*innen eine Reihe an Untersuchungen und Vorsorgescreenings in der Schwangerschaft vor [8, 23]. Die Schwierigkeit beim Einschluss der Ergebnisse für dieses Review bestand darin, dass die Interventionen in deutschen Geburtsvorbereitungskursen nicht strukturiert durch einen Leitfaden vorgegeben werden, somit der Inhalt nicht wie die Standard-Mutterschaftsvorsorge als Referenz dienen kann. Demnach wurden die Ergebnisse präzise, somit auch innerhalb der einzuschließenden Metaanalysen und systematischen Reviews, einzeln auf Eignung hinsichtlich der Konkretisierung der Intervention geprüft. Aus dem Review konnten sechs Metaanalysen zu Methoden der Gesundheitsförderung in der Schwangerschaft eingeschlossen werden, daraus wurden vier Themenfelder kategorisiert: Stillförderung, Entspannungstechniken, spezifisch strukturierte Lehrmethoden und paarzentrierte Modelle [45–51]. Die Ergebnistabelle ist in Anhang 2 im elektronischen Zusatzmaterial einsehbar.

Die Zusammenfassung in ein Kurskonzept erfolgt auf der dargestellten Grundlage und stellt kein Best-Practice-Modell dar. Die Überprüfung der Wirksamkeit und Zielgruppenspezifizierung soll durch dieses Projekt angestoßen werden, da nicht genügend Daten existieren um zum jetzigen Zeitpunkt evidenzbasierte Empfehlungen für die Kursgestaltung als Leitlinie oder Best-Practice-Modell zusammenzufassen. Demnach konnte das Kurskonzept nicht für eine spezifische Zielgruppe erstellt werden.

2.2 Methodische Vorgehensweise zur Projektplanung

Die Projektplanung entsteht aus dem bereits beschriebenen Problem, dass in Deutschland keine Daten zur Wirksamkeit von konkreten Maßnahmen zur Geburtsvorbereitung vorliegen. Um diese Daten zu generieren, müssen in einem Pilotprojekt zunächst Netzwerke erschaffen werden, in denen eine Vereinheitlichung der Maßnahmen stattfindet, sodass die Daten aus verschiedenen Lebenswelten erhoben werden können.

Auch hierbei musste sich an den angrenzenden Fachbereichen orientiert werden, um eine systematische Konzeptualisierung durchzuführen und nicht ohne Grundlage zu beginnen. Präventionsforschung und Transferwissenschaft bieten Themenfelder und Barrieren, die für die Projektplanung von Präventionsmodellen zu berücksichtigen sind [44, 52–55]. Die Erkenntnisse aus wissenschaftlich begleiteten Projekten wurden von Forschenden zur Methodenentwicklung für Präventionsforschung zusammengefasst und in fünf Themenfelder kategorisiert: Strukturförderung, Förderung der Gesundheitskompetenz, Transferforschung und Implementierung in Praxis und Politik, Nachhaltigkeit von Präventionsprogrammen sowie Nachhaltigkeit von Präventionsprogrammen hinsichtlich der Evaluation der Inhalte und Wirksamkeit [44]. Der Forschungsstand bezüglich des Themenfelds „Förderung der Gesundheitskompetenz" zeigt, dass die Förderung der Gesundheitskompetenz in wissenschaftlich begleiteten Modellen auf drei Ebenen durch Forschung in den Teilbereichen Primärprävention und Gesundheitsförderung kritisch reflektiert werden muss [44]. Hierzu gehört die strukturelle Ebene, inwiefern Gesundheitskompetenz innerhalb der Strukturen der Organisationen und für verschiedene Lebenswelten aufgebaut werden kann und ob sich nach Lebenswelten ausgerichtete Konzepte unterscheiden müssen [44]. Eine weitere Ebene ist die Sicht der professionellen Akteure in der Primärprävention auf die Definition von Gesundheitskompetenz im jeweiligen Teilbereich und deren entsprechenden Aufbau durch Methoden und Konzepte mit fraglicher Wirksamkeit [44]. Die dritte Ebene beschreibt die Voraussetzungen der Individuen, die in den Forschungsprozess für einzelne Modelle zum Aufbau von Gesundheitskompetenz einbezogen werden sollten [44]. Zudem müssen die konkreten Methoden und Modelle zur Gesundheitsbildung empirisch überprüft werden [44]. Das Themenfeld des Transfers von wissenschaftlichen Erkenntnissen in die Praxis und Politik zeigt auf der Metaebene, wie mögliche Barrieren zum gelungenen und nachweisbaren Transfer überwunden werden könnten [44]. Die Dissemination, die gezielte Verbreitung von Informationen, muss in der Praxis reflektiert werden, und es müssen Konzepte entwickelt werden, wie dies systematisch gelingen kann [44]. Ferner wird betont, dass die erforderlichen

Netzwerke reflektiert und gebildet werden müssen, um einen besseren Transfer und Informationsweitergabe zur Implementierung zu erreichen [44]. Ausschlaggebend für das Gelingen des Transfers von wissenschaftlichen Erkenntnissen in die praktische Arbeit bei Projekten sind konkrete Ansprechpersonen, die das Projekt koordinieren [52]. Die Teilnahme an einem Forschungsprojekt muss für die Teilnehmenden einen Vorteil ergeben, zudem muss deren Relevanz hervorgehoben werden [52]. Programme sollten bereits in der Planungsphase berücksichtigen, nach welchen Methoden das Projekt auf der inhaltlichen Ebene überprüft werden können und auf weitere Bereiche anwendbar werden, somit nachhaltig sind [44]. Ein aktuelles Perspektivpapier zur Präventionsforschung liefert auf Grundlage der vorgestellten Themenbereiche weitere Hinweise zur Methodenentwicklung: Problemorientierung zur Erforschung der gesundheitlichen Auswirkung sozialer Ungleichheiten, partizipative Ansätze und Orientierung, Anpassung von Modellen und Forschungsmethoden auf aktuelle Ereignisse und regionale Gegebenheiten sowie Digitalisierung, die in die Forschung einfließen muss [54]. Diese Erkenntnisse wurden zur problemorientierten Projektplanung verwendet, um Ansätze der Präventionsforschung in den hebammenwissenschaftlichen Kontext zu überführen. Zur Strukturierung und Reflexion der Handlungen innerhalb der Netzwerke, aber auch zur Übersicht über die Ziele des Pilotprojekts, werden PDCA-Zyklen als Werkzeuge zum Qualitätsmanagement verwendet, die Anwendung für das Projekt wird im Ergebnisteil beschrieben [56].

2.3 Methodisches Vorgehen zur Datenerhebung

Das methodische Vorgehen zur Datenerhebung, also der nachhaltigen wissenschaftliche Begleitung des Präventionsmodells, ist ebenso von Erkenntnissen der Präventionsforschung in den hebammenwissenschaftlichen Kontext zu überführen. Das Projektziel der Evaluation und Datengenerierung wird in Bezug auf die methodische Grundlage des Vorhabens im Folgenden beschrieben, die konkrete Methodik zur Datenerhebung im Projekt wird im Ergebnisteil dargestellt.

Für dieses Projekt soll die Wirksamkeit der Intervention Geburtsvorbereitung nach Lebenswelt entwickelt und überprüft werden. Hierzu muss auf Grund mangelnder Daten in Deutschland die Wirksamkeit einzelner Methoden zur Gesundheitsförderung, zusammengefasst in Kurskonzepten, durch Erprobung verschiedener Methodenzusammenfassungen überprüft werden. Die Synthese der teilweise evidenzbasierten Inhalte wurde bereits in der methodischen Vorgehensweise zur Erstellung des Kurskonzepts beschrieben. Zur Übertragung auf verschiedene Regionen sind Daten zu erheben, die die Lebensumstände interpretieren lassen. Dazu gehören soziodemographische Daten und Auskünfte über die Verteilung von Gesundheitsrisiken auf Grund sozialer Bedingungen. Zudem müssen validierte Erhebungsinstrumente verwendet werden, um Daten zu gewinnen, die realistisch sind [52].

Die Auswertung der Daten erfolgt qualitativ und quantitativ. Die qualitative Auswertung der Erhebungen durch narrative Interviews mit Betroffenen und Leistungserbringenden soll durch strukturierte Inhaltsanalysen, beispielsweise nach Mayring, Aufschluss über die Zufriedenheit und Realisierbarkeit der Kurskonzepte und Netzwerkarbeit bieten und ist Teil der Projektevaluation [57]. Die partizipative Projektevaluation soll ebenso dazu dienen, den Forschungsprozess stetig zu reflektieren.

Die quantitative Auswertung zur Analyse der Wirksamkeit der Methoden, zusammengefasst als Intervention (Kurskonzept), erfolgt in mehreren Schritten. Ziel des Projekts ist primär die Datenerhebung, sodass wirksame Konzepte von nicht-wirksamen Konzepten zunächst unterschieden werden können, dazu braucht es viele Erhebungen in verschieden durchgeführten Kursen, um die Wirksamkeit im Längsschnitt zu untersuchen und Konzepte zu erproben. Dem Ziel, wirksame Konzepte für unterschiedliche Lebenswelten zu erhalten, müssen quantitative Analysen vorausgehen, um Unterschiede der Wirksamkeit nach Kurskonzept für verschiedene Lebenswelten sichtbar zu machen. Die quantitativen Analysen werden aus erhobenen Daten durch validierte Fragebögen zu Gesundheitskompetenz und sozioökonomischem Status durchgeführt. Zudem werden geburtshilfliche Outcomes aus regionalen Geburtenregistern oder den Mutterpässen der Studienteilnehmenden erhoben.

Zu Beginn des Projekts müssen die Effekte der Intervention auf individueller Ebene deskriptiv dargestellt und statistisch analysiert werden, einem beobachtenden Design entsprechend. Demnach muss festgestellt werden, wie und ob sich die einzelnen nicht-schwangeren und schwangeren Teilnehmenden in ihrer Gesundheitskompetenz entwickelt haben: Dies stellt das primäre Outcome dar. Die dadurch festgestellten Unterschiede müssen in Bezug auf die Zielgruppenorientierung anhand der weiteren erhobenen Daten aus verschiedenen Regionen reflektiert werden, um im Forschungsnetzwerk über mögliche Anpassungen der Konzepte und der Datenerhebung zu diskutieren und die Erkenntnisse zur weiteren Erprobung neuer Modelle einfließen zu lassen [54]. Das Ziel der Datenerhebung und quantitativen Analyse ist ein Cluster-randomisiertes Design, das dem Aufbau einer randomisierten Kontrollstudie ähnelt, aber Effekte komplexer Interventionen für Gruppen berechnen lässt, anstatt die Intervention randomisiert einem Individuum zuzuweisen [58].

3 Ergebnisse: Evidenzbasierte Geburtsvorbereitung

Im folgenden Abschnitt werden die Ergebnisse der Konzeptualisierung eines Pilotprojekts dargestellt. Es wird darauf hingewiesen, dass dies nicht rein deskriptiv erfolgen kann, da Erkenntnisse in den hebammenwissenschaftlichen Kontext überführt werden. Die Ergebnisse werden unterteilt nach Inhalten, Projektplanung und Datenerhebung. Die inhaltliche Ausarbeitung des Kurskonzepts ist eine beispielhafte Zusammenstellung verschiedener Methoden, die im Detail beschrieben wird, um das begründete Handeln bei mangelnder Evidenz darzustellen. Die Inhalte, Methoden und entsprechende Theoriebasierung werden in Anhang 1 im elektronischen Zusatzmaterial tabellarisch zusammengefasst dargestellt, als ein weiteres Instrument zur Qualitätssicherung und Dokumentation.

3.1 Inhalte und Rahmenplan für den evidenzbasierten Kurs

Erste Kursstunde

Die erste Stunde wird mit einer kurzen Einführung in den Kursablauf begonnen. An dieser Stelle sollten die Teilnehmenden explizit dazu ermutigt werden, an Interaktion und Gruppendiskussion teilzunehmen und sich darauf einzulassen, damit sich der Kurs an die Bedarfe dieser kleinen Gruppe anpassen kann. Als Einstieg sollte

---

Ergänzende Information Die elektronische Version dieses Kapitels enthält Zusatzmaterial, auf das über folgenden Link zugegriffen werden kann https://doi.org/10.1007/978-3-658-48929-8_3.

verdeutlicht werden, dass der Kurs zur allgemeinen Selbstbefähigung der Eltern dienen soll und nicht nur für die Schwangeren und zur Information für die Geburt dient. Hintergrund für diesen Einstieg sind die Empowerment-Dimensionen nach Kliche et al., sodass bereits beim Einstieg gefördert wird, sich an *Entscheidungen* über Kursablauf und Inhalt zu *beteiligen*, zu *reflektieren*, wo Bedarfe liegen, was die *eigenen Ziele des Kurses* sind und die *Innovation zu fördern*, sodass sich die Teilnehmenden auf Neues einlassen können und eine Veränderungsmotivation entsteht [42]. Hierbei ist es wichtig, ebenfalls darauf einzugehen, welche Kleingruppen im Kursverlauf gebildet werden können. Erscheinen Paare gemeinsam, sollten diese die folgenden Kommunikationsübungen gemeinsam durchführen, wenn alleinerziehende oder Schwangere ohne Partner*in den Kurs besuchen, ist es wichtig, dass diese ebenfalls ein Tandem miteinander oder gemeinsam mit der durchführenden Hebamme bilden, sodass nach Möglichkeit in jeder Kursstunde dieselben Kleingruppen bestehen bleiben können. Sollten mehrere Alleinerziehende oder Schwangere ohne Partner*in angemeldet sein, sollten Paarkurse und Kurse für Schwangere separat mit abgestimmter Zielgruppenanpassung aufgeteilt werden und parallel laufen. Wenn die Teilnehmendenzahl nicht ausreicht, ist es wichtig, insbesondere auf die Bedarfe der Alleinerziehenden einzugehen. Aus den Kommunikationsübungen sollten Reflexionsübungen (im Tandem) werden, in denen die Alleinerziehenden über ihre Rolle, Ängste und vor allem über das ihnen zur Verfügung stehende soziale Netzwerk reflektieren können.

Der inhaltliche Einstieg wird mit der Abfrage nach Schwangerschaftsbeschwerden begonnen. Ziel ist es, über verschiedene Vorgänge einer physiologischen Schwangerschaft aufzuklären und dadurch das Körpergefühl zu stärken, in Empowerment-Dimensionen ausgedrückt ist das die *Kompetenzentwicklung* und *Selbstwirksamkeitserwartung* [42]. Hier sollte die durchführende Hebamme auf die Aussagen der Teilnehmenden reagieren, um die Themen aufzuklären, die relevant sind. Sollten die Teilnehmenden keine Beschwerden oder Auffälligkeiten ihres Körpers äußern, sollte alternativ zu physiologischen Vorgängen der letzten Wochen vor der Geburt beraten werden. Dabei kann die realistische Vorbereitung auf die Regelversorgung stattfinden: Aufklärung über die Inhalte des letzten Basisultraschalls und den Verlauf, Grund der Untersuchungen ab dem Entbindungstermin [23, 59]. Bei Bedarf können an dieser Stelle Informationsmaterialien angeboten werden, beispielsweise die Versicherteninformationen, die den Mutterschaftsrichtlinien angehängt sind [23]. Sollten Beschwerden genannt werden, kann die Diskussion zu verschiedenen nicht-pharmakologischen Coping-Strategien moderiert werden, sodass die Teilnehmenden voneinander lernen können und in ihrer Selbstwirksamkeit bestärkt werden. Die Hebamme nimmt die Rolle der Moderatorin ein und klärt

3.1 Inhalte und Rahmenplan für den evidenzbasierten Kurs

auf, während die diskutierenden Schwangeren als Expertinnen ihres eigenen Körpers anerkannt werden und Körper nicht verglichen werden können. Hintergrund hierfür bietet eine Metaanalyse, in der verschiedene Geburtsvorbereitungsmodelle für Erst- und Mehrgebärende untersucht wurden [51]. Die Ergebnisse der Studie zeigen, dass die problemorientierte Informationsvermittlung über physiologische Vorgänge des Körpers mit entsprechendem Begleitmaterial als Bildungsinhalt zur Reduktion der Kaiserschnittrate der Kursteilnehmenden beigetragen hat (Mutter alleine im Kurs: RR 0,55 [0.33; 0,89]; Paarkurs: RR 0,59 [0,37; 0,94] 95 % KI) [51]. Zudem sollte der Fokus der Methode (wie werden Informationen vermittelt) auf der Zielgruppenorientierung liegen, weshalb dieser Aspekt am ehesten in einer Gruppendiskussion aufgegriffen werden kann. Die Begleitmaterialien sollte die Hebamme ebenfalls an die Zielgruppe anpassen und den Wunsch dazu abfragen, sodass die Informationsmaterialien nicht überfordernd wirken. Die Webseite der Bundeszentrale für gesundheitliche Aufklärung bietet verschiedene Informationsbroschüren und themenspezifische Flyer, die sich ebenfalls gut eignen, um den Teilnehmenden Informationen mit nach Hause zu geben [60].

Der zweite zentrale Inhalt der ersten Kursstunde ist die Abfrage und Diskussion verschiedener Ängste in Bezug auf die Geburt und die Transition zur neuen Rolle. Diese Informationen der Teilnehmenden sind von der Hebamme zu verschriftlichen, um den Zielgruppenbezug beizubehalten und in weiteren Kursstunden darauf zurückkommen zu können. Es ist wichtig, darauf hinzuweisen, dass die eingebrachten Inhalte immer wieder aufgenommen werden und jegliche Ängste in diesem Kursrahmen diskutiert werden dürfen. Die Ängste in Bezug auf die Elternschaft/Mutterschaft sollten zum Ende der Diskussion fokussiert werden. In einer Studie zu paarzentrierten Modellen der Geburtsvorbereitung, die ebenfalls eine Reduktion der Kaiserschnittrate der Teilnehmenden und eine Steigerung der vaginalen Geburtenrate ergab, wurde der Einstieg der Intervention ebenso durch die Abfrage und Information von Ängsten in Bezug auf Geburt und Elternschaft durchgeführt [61]. Das Kollektiv in dieser Studie bestand aus Erstgebärenden mit besonderer Geburtsangst, demnach zeigt die Studie, dass das Adressieren der Ängste in Kombination mit der realistischen Informationsvermittlung über Geburtsabläufe positive Effekte auf die Geburtsmodi haben könnte [61]. Auch hier sollten Medien der Visualisierung (beispielsweise Beamer oder Whiteboard) genutzt werden, um die eingebrachten Inhalte zu sichern. Ziel der Diskussion und des Austauschs ist es, dass die *Reflexionsfähigkeit* über die eigenen Einstellungen und Befürchtungen gefördert wird, entsprechend den Empowerment-Dimensionen [42]. Die Hebamme nimmt wieder die Rolle der Moderation ein und sorgt für eine Gruppendiskussion, in der sich respektvoll und ehrlich ausgetauscht werden soll. An dieser Stelle wird die Hausaufgabe der heutigen Stunde vorgestellt: Alle Teilnehmenden (schwanger und nicht-schwanger) sollen sich in der Zeit bis zur nächsten Kursstunde mit ihren Erwartungen, Vorstellungen und Ängsten zur Elternschaft schriftlich auseinandersetzen und gegebenenfalls erarbeiten, welche Problemlösungsstrategien gegen Ängste aktuell existieren und ob diese hilfreich sind. Die Hebamme sollte darauf hinweisen, dass die Hausaufgaben zu Beginn der nächsten Stunde aufgegriffen werden. Ebenfalls wäre es sinnvoll, wenn sich die Teilnehmenden ein Notizheft anschaffen, in dem alle folgenden Hausaufgaben notiert werden können, sodass ein individueller Aufschrieb über die eigenen Gedanken entsteht. Der Hintergrund dazu ist der Anspruch der Gesundheitsförderung, die die Gesundheitskompetenz steigern kann, sodass die Inhalte und Methoden in der Geburtsvorbereitung nicht nur auf die Geburt als isoliertes Ereignis vorbereiten soll [62]. Diese Erkenntnis stammt aus einer Untersuchung mit 248 Erstgebärenden mit höherem Bildungsstatus, die nach dem gesundheitsfördernden Kurs ein höheres Maß an Wissensscores und Selbstwirksamkeit aufwiesen als die Kontrollgruppe in spezifischer Geburtsvorbereitung, jedoch keine Unterschiede in den geburtshilflichen Outcomes zeigten [62]. Dennoch sollten die Methoden der Selbstbefähigung in Form der aktiven Hilfe zur Reflexion und Anregung der Gruppenarbeit und Hausaufgaben in Kursen einfließen. Das *Reflexionsvermögen* ist hierbei die empowernde Dimension, die gesteigert werden soll [42].

Der dritte Abschnitt der ersten Kursstunde besteht aus der Einführung der Entspannungsübungen, die aufeinander aufbauen. Die Entspannungsübungen werden nach einer bestimmten Methode gelehrt und sind als Strategien für jegliche Stresssituationen gedacht, nicht nur auf die Verarbeitung von Wehenschmerz bezogen. Es existieren verschiedene Entspannungstechniken, die in Studien mit direktem Bezug auf Schwangere untersucht wurden. Hierbei sollte die Hebamme in Abstimmung mit den Kursteilnehmenden eine passende Methode wählen. Eine Methode, die in einer Cochrane-Metaanalyse untersucht wurde, ist die geleitete Hypnose oder Selbsthypnose [47]. Subgruppenanalysen dieser Metaanalyse haben ergeben, dass die Hypnose verglichen mit einem Kollektiv, das Standardvorsorge oder Sozialberatung erhielt, oder einem Kollektiv, das Entspannungsübungen statt Hypnose erlernt hat, signifikante Effekte auf geburtshilfliche Outcomes haben kann [47]. Beispielsweise kann die geleitete Hypnose den Schmerzmittelgebrauch oder das Risiko für eine postpartale Depression reduzieren (RR 0,48 [0,32; 0,73] 95 % KI; RR 1,06 [0,77; 1,47] 95 % KI) [47]. Die Methoden der Hypnose waren hierbei unterschiedlich, in den meisten Studien wurde dies durch Hypnose-Audios gelehrt. Die meisten Outcomes der Metaanalyse sind nicht signifikant und der Forschungsstand über den Einfluss ist nicht eindeutig, dennoch kann dies eine Methode darstellen, die für eine Zielgruppe oder Lebenswelt wirksam sein kann. Weitere Optionen für

3.1 Inhalte und Rahmenplan für den evidenzbasierten Kurs

Entspannungsmethoden, die in jeder Kursstunde aufeinander aufbauend gezeigt werden können, bieten Entspannungsübungen nach Ost et al., die in einer Studie mit Schwangeren untersucht wurden, sowie die, die in der Schwangerschaft zur Entspannung gelehrt werden kann [50, 51, 63–65]. Auch hier zeigen die Studien unterschiedliche Ergebnisse, allerdings könnten Entspannungstechniken zur Reduktion der Kaiserschnittrate und zur Reduktion der Angst der Mütter beitragen [51, 64]. Die Teilnehmenden sollten dazu aufgefordert werden, diese Übungen im Alltag umzusetzen und zu reflektieren, ob dies Einfluss auf ihr Stressempfinden nimmt. Dies entspricht den Dimensionen der *Zielsetzung- und Verfolgung*, der *Selbstwirksamkeitserwartung* und *Innovation* [42]. Die Entspannungstechnik für dieses Konzept wird in der Tabelle zur zusammenfassenden Dokumentation des Kurskonzepts beschrieben (Anhang 1 des elektronischen Zusatzmaterials).

Zweite Kursstunde

Jede Kursstunde beginnt ab jetzt mit dem Aufgreifen der Hausaufgaben und der Abfrage nach dem Befinden der Teilnehmenden. Die Inhalte der Hausaufgaben werden für die ersten Minuten in den formierten Tandems besprochen. Hierbei moderiert die Hebamme, dass dies eine Kommunikationsübung darstellt, und weist darauf hin, dass Ängste und Differenzen normal sind. Beendet wird der Einstieg mit einer kurzen Gruppendiskussion, in der, je nach Stimmung im Raum, Inhalte von einzelnen Tandems geteilt werden, um Problemlösungsstrategien herauszuarbeiten. Zudem könnte die Hebamme das Wissen über Kommunikation je nach Zielgruppe erweitern, indem das Vier-Ohren-Modell nach Schulz von Thun vorgestellt wird, um die Reflexion über die Paarkommunikation oder eigene Kommunikation anzuregen [66]. Hintergrund dieser Übung stellt eine Studie dar, die paarzentrierte Modelle in der Schwangerschaft zur aktiven Hilfe zur Transition zu Eltern untersucht hat [67]. Die aktive Unterstützung der Kommunikation zur effektiven Problemlösung konnte in diesem Kollektiv, verglichen mit Standard-Geburtsvorbereitung, den Umgang mit psychischer Belastung sowie die Beziehungszufriedenheit verbessern [67]. Dieser Einstieg wird bewusst so gewählt, dass Empowerment-Dimensionen wie *Innovation, Reflexionsfähigkeit, Selbstwirksamkeitserwartung, Unterstützung und soziales Kapital sowie Zielsetzung und Verfolgung* der Menschen adressiert werden [42]. Die Psychoedukation sollte einen der zentralen Inhalte des Kurses darstellen, da die Psychoedukation im weiten Sinne in einigen Untersuchungen positive Effekte auf das Stresserleben haben kann, Depressionen und Ängste möglicherweise reduzieren könnte und damit Einfluss auf Geburtsoutcomes nimmt (Schmerzmittelgebrauch PDA RR 0,839 [0,736; 0,956] 95 % KI; Geburtsmodus Sectio RR 0,830 [0,729; 0,945] 95 % KI) [50, 51, 61, 68, 69]. Zudem konnte in einer Studie festgestellt werden, dass der Cortisolspiegel im Blut der Interventionsgruppe mit Psychoedukation in der Geburtsvorbereitung signifikant geringer war und beispielsweise der Aufenthalt im Krankenhaus verkürzt war [69]. In Bezug auf die Methode der Psychoedukation liefert die Evidenz aktuell keine eindeutigen Empfehlungen, daher ist es essenziell für nachhaltig wirksame Kurskonzepte, dass die angewendete Methode der Hebamme detailliert beschrieben und einer oder mehreren Empowerment-Dimension zugeschrieben wird.

Die zweite Hälfte dieser Kursstunde sollte zur Aufklärung zu Ernährung und Bewegung im Alltag und in der Schwangerschaft sowie zum Thema Beckenboden ausgestaltet werden. Hierbei ist die Zielgruppenorientierung in Bezug auf die kulturellen Unterschiede in Ernährungsweisen und Gewohnheiten essenziell. Demnach sollte auch dieser Abschnitt mit der Abfrage zum Verständnis von gesunder Ernährung beginnen. Eine Visualisierung kann dabei helfen, die Teilnehmenden zur Reflexion darüber anzuregen, ob sie sich aktuell gesund ernähren und ob sie dies umsetzen können. Die Grundlage dafür bieten Leitlinien der Deutschen Gesellschaft für Gynäkologie und Geburtshilfe sowie der Deutschen Gesellschaft für Ernährung [70, 71]. Das Ziel wäre hierbei, die Informationen bereits vor dem Kurs an die Zielgruppe anzupassen, dafür sollte die Hebamme erfasst haben, wie hoch der Anteil an adipösen Schwangeren ist, wie viele der Teilnehmenden einen Gestationsdiabetes haben, welche kulturellen Aspekte zu berücksichtigen sind und inwiefern sich die Empfehlungen von Teilnehmenden ohne diese Risiken abgrenzen müssen. Die Gruppendiskussion zur Eröffnung des Themas wird Aufschluss darüber geben, wie und ob sich die Betroffenen damit auseinandergesetzt haben, demnach könnte eine Schwangere mit Gestationsdiabetes auch eine Ressource für die anderen Kursteilnehmenden darstellen, da die Person ihre Ernährungsweise gegebenenfalls bereits angepasst hat. Ein Teilnehmerinnenkollektiv bestehend aus gebildeten Schwangeren mit durchschnittlichem BMI benötigt gegebenenfalls weniger grundlegende Informationen, sondern die spezifische Aufklärung. Ein mögliches Thema hierbei könnten Fragen nach speziellen Diäten in Richtung Geburt sein, hierzu sollte die Hebamme die Evidenz kennen oder im Kurs nachreichen, damit die Beratung nicht meinungsbasiert verläuft. In einer Studie zu Ernährung in der Schwangerschaft konnte gezeigt werden, dass die Aufklärung über Proteinzufuhr zur energiereichen Ernährung bei unterernährten Frauen signifikanten Einfluss auf das Auftreten von Frühgeburten und das Geburtsgewicht der Kinder hatte (RR 0,46 [0,21; 0,98] 95 % KI; niedriges Geburtsgewicht: RR 0,04 [0,01; 0,14] 95 % KI) [49]. Die Bewegungsempfehlung in der Schwangerschaft oder für erwachsene Personen im Allgemeinen sollte für alle Zielgruppen quantitativ in Minuten angegeben werden und die Diskussion darüber eröffnen, wie viele sich entsprechend der Empfehlungen bewegen. Die WHO empfiehlt für erwachsene Personen sich 150 Minuten pro Woche mit

3.1 Inhalte und Rahmenplan für den evidenzbasierten Kurs 25

moderater Anstrengung oder 75 Minuten pro Woche mit hoher Intensität zu bewegen [72]. Die Bewegungsförderung wird in einem Sonderheft der Bundeszentrale für gesundheitliche Aufklärung durch die Anpassung an Lebenswelten beschrieben [72]. Demnach sollte die Interaktion in der Gruppe die Lebenswelten und Ansichten in Bezug auf Bewegung und Anstrengung des Körpers aufzeigen, die Hebamme sollte dies moderieren und verbildlichen. Bis hier sind die Empowerment-Dimensionen der *Kompetenzentwicklung und die soziale Unterstützung* adressiert, sodass der Fokus darauf liegt, die Informationen so interaktiv und zielgruppenorientiert aufzuarbeiten wie möglich, sodass ein gemeinschaftliches Gefühl und Ziel unterstützt wird [42]. An dieser Stelle kann auch angeregt werden, sich in Laufgruppen in der Umgebung zu treffen und dies zur Austauschmöglichkeit zu nutzen.

Eine Cochrane-Übersichtsarbeit beschreibt die Auswirkungen der Prävention von Harn- oder Stuhlinkontinenz in und nach der Schwangerschaft und Geburt durch Beckenbodentraining [73]. Das strukturierte Training in der Schwangerschaft als Primärprävention oder Sekundärprävention bei Schwangeren ohne aktuelle Harninkontinenz kann das Risiko dafür signifikant senken, für die Spätschwangerschaft um 62 % (RR 0,38 [0,20; 0,72] 95 % KI) und nach drei oder sechs Monaten postpartal um 29 % (RR 0,71 [0,54; 0,95] 95 % KI) [73]. Hierbei räumen die Autor*innen ein, dass die Methoden für das Beckenbodentraining nicht ausreichend beschrieben sind und das Training oftmals in der Frühschwangerschaft begonnen wurde [73]. Dennoch zeigt die Evidenz, dass Beckenbodentraining bereits für die Spätschwangerschaft positive Effekte haben kann, daher ist es wichtig, diese Information zu vermitteln und Teilnehmerinnen zum täglichen Beckenbodentraining zu Hause zu motivieren. Nach der Information, die die Relevanz aufzeigt, nämlich das Risiko für Harninkontinenz, sollte eine kurze (visualisierte) Aufklärung über den anatomischen Aufbau des weiblichen Beckenbodens und den Einfluss von Progesteron auf den Beckenboden folgen. Hierbei sollte auf die Zielgruppe und das vorhandene Wissen eingegangen werden. Es werden maximal drei Übungen gezeigt und gemeinsam durchgeführt, die verschiedene Ebenen des Beckenbodens kontrahieren und entspannen lassen, sodass bei der Übung der Bezug zum Gelernten hergestellt wird aber Überforderung vermieden wird. Die Hebamme sollte das Alltagstraining zum Ende der Einheit nochmals betonen und Tipps einbringen, wie das Training beispielsweise mit dem Zähneputzen oder anderen stehenden Aktivitäten verknüpft werden kann. *Selbstwirksamkeitserwartung, Zielsetzung und -verfolgung und Kompetenzvermittlung* sind für dieses Thema die relevanten Empowerment-Dimensionen, die erreicht werden sollen [42].

Auf die Beckenbodenübungen folgt die Entspannungsübung, die für den Kurs von der Hebamme in der ersten Stunde, partizipativ mit den Teilnehmenden, vereinbart und geplant wurde.

Zum Abschluss wird eine Reflexionsaufgabe für zu Hause mitgegeben und nochmals auf die *Selbstwirksamkeit und Innovation* hingewiesen, damit sich Personen eher darauf einlassen. Bisher wurden die Ängste, Coping-Mechanismen und Erwartungen an die Elternschaft reflektiert, darauf aufbauend sollen sich die Teilnehmenden Gedanken darüber machen, wie sie ihre eigene Kindheit empfunden haben. Welche Werte wurden von den Eltern vermittelt, welche Werte sind im Erwachsenenleben wichtiger oder weniger wichtig. Die Hebamme weist darauf hin, dass die neue soziale Rolle des Elternteils selbst gestaltet werden kann und wie viele soziale Rollen einzelne Personen im Leben ausfüllen, sodass sich die Teilnehmenden Gedanken zu Rollenunterschieden oder Rollenkonflikten machen. Hintergrund der Hausaufgabe ist eine Studie, die realistische Empfindungen von Eltern bei der Transition in die neue Rolle in qualitativen Erhebungen erörtert haben [74]. Die Untersuchung zeigt auf, dass die Beziehung sich zunächst so verändert, dass häufig weniger Zufriedenheit, eine stärkere Intensität der Probleme, die Verschlechterung des Konfliktmanagements und weniger Zuversicht für die Beziehung empfunden werden [74]. Es ist wichtig, dass werdende Eltern auf realistische Probleme eingestellt sind, um diese überwinden zu können [75]. Hierzu gehört ebenso das aktive Auseinandersetzen mit der eigenen neuen Rolle und gegebenenfalls auch der neuen Rolle der eigenen Eltern, der Transition zu Großeltern [75]. Hierdurch wird vor allem das *Reflexionsvermögen* als Empowerment-Dimension adressiert [42].

Dritte Kursstunde

Die Kursstunde wird wieder begonnen mit dem Aufgreifen der Hausaufgabe. Dies kann je nach Wunsch der Kursteilnehmenden im Tandem oder als Gruppendiskussion geschehen. Die Hebamme moderiert und kann gegebenenfalls einfließen lassen, was aktives Zuhören bedeuten kann, nämlich dass der Fokus darin liegt, den sprechenden Menschen zu verstehen [76]. Die Neueinführung einer konkreten Kommunikationsmethode und das wiederkehrende Aufgreifen der genannten Ängste aus der ersten Kursstunde entsprechen der aktiven Hilfe zur Transition zum Elternwerden, indem die Reflexion über diese, möglicherweise unangenehmen Themen immer wieder angeregt wird. Eine Studie zu Beziehungsdynamiken hat ergeben, dass Paarbeziehungen eher enden, wenn die Zuversicht für die Beziehung schwindet, weil dann die Gefahr für destruktive Kommunikation besteht [77]. Ist nur ein Part der Beziehung destruktiv, wird die Beziehung wahrscheinlicher enden, als wenn beide Beziehungspersonen konstruktiv und zuversichtlich bleiben [77]. Die Empowerment-Dimensionen dieser Einheit sind *Reflexionsvermögen, Zielsetzung*

3.1 Inhalte und Rahmenplan für den evidenzbasierten Kurs 27

und -verfolgung, Selbstwirksamkeitserwartung, Beteiligen an Entscheidungen und soziale Unterstützung [42].

Eine gute Überleitung zum inhaltlichen Fokus der dritten Stunde könnte ein Kurzfilm liefern, der eine Gebärende mit Wehenschmerz zeigt. Es ist essenziell, dass keine romantisierten Vorstellungen von Geburten vermittelt werden. Gebärende sind gegebenenfalls laut und ausdrucksstark und verhalten sich unter Wehenschmerz möglicherweise anders als gewohnt. Ein ausgearbeiteter und evaluierter Kurs, der ebenfalls aktive Hilfe zur Transition zur neuen Rolle enthielt und einen Kurzfilm einer Geburt zeigte, hatte positive Effekte auf folgende Outcomes: Die Teilnehmenden kamen signifikant häufiger unter aktiver Eröffnungsperiode in die Klinik, gemessen an der Zervixdilatation bei Aufnahme, zudem war der Gebrauch einer Periduralanästhesie geringer, der allgemeine Schmerzmittelbedarf unterschied sich hierbei nicht signifikant (RR 1,45 [1,26;1,65] 95 % KI; RR 0,84 [0,73; 0,97] 95 % KI; RR 0,99 [0,94;1,04] 95 % KI) [68]. In dieser Einheit geht es um das realistische Bild von Wehenschmerz und möglicher Verarbeitung von Schmerz, bei Bedarf und entsprechenden Fragen der Zielgruppe kann auf übliche Analgesie im Kreissaal eingegangen werden. Im Anschluss an den Film oder die gewählte Einführung in ein realistisches Bild sollte eine Gruppendiskussion moderiert werden, sodass Wissen und Eindrücke sowie kulturelle Unterschiede oder Auffälligkeiten ausgetauscht werden. Allen Teilnehmenden sollte hier Raum für Fragen eröffnet werden. Im Zuge dieser Gruppendiskussion sind Informationen durch die Hebamme wichtig, um Wissen zu vermitteln, ohne einen Vortrag von Expertin zu Schwangeren zu halten. Hierbei sollten die Physiologie der Wehenentstehung vermittelt und ebenso Fragen beantwortet werden, die den Geburtsbeginn betreffen. Je nach Zielgruppe können die Kliniktasche und ihr Inhalt wichtig sein, manche Personen müssen logistische Fragen beantwortet haben oder sich Abläufe klar machen, ebenso wichtig kann die Frage nach wirksamen wehenfördernden Methoden sein. Essenziell ist es, dass alle im Kurs etwas von den gestellten Fragen mitnehmen können und die Hebamme wahrnimmt, wo Bedarfe bestehen und wo nicht, sodass die Person mit geplantem primären Kaiserschnitt aus medizinischem Grund ebenso auf die Geburt vorbereitet wird wie die Schwangere, die im Geburtshaus gebären möchte. Grundlegend sollte jede Beratung oder Antwort der Hebamme einen Hinweis auf bestehende oder nicht Bestehen von Evidenz beinhalten. Die Überleitung von Wehen und deren Entstehung zum Sinn von Wehen bewirkt das Auseinandersetzen mit dem Geburtsmechanismus und dem Durchtritt des Kindes durch den Geburtskanal. Je nach Zielgruppe und nach vorhandenem Wissen sollte die Hebamme vermitteln, wie eine Geburt beginnt, wann Wehen zur Geburt führen und wann nicht, wie sich die Geburtsphasen aufteilen, zu welchen Zeitpunkten eine Fruchtblase reißen kann und welche

Risiken oder Handlungsbedarfe bestehen, sodass die Teilnehmenden daraus lernen, wann sie Hilfe benötigen und wann sie selbst entscheiden können, ob Hilfe nötig ist. Hierbei ist es ebenfalls relevant, über Unterschiede der Geburtskliniken in Deutschland nach Versorgungsstufen aufzuklären [78]. Zudem ist es wichtig hervorzuheben, dass eine freie Wahl des Geburtsorts besteht und sich die Schwangeren im Vorfeld dazu Gedanken machen sollten, wo sie hin möchten, um dies bezüglich möglicher Risiken mit der vorsorgenden Hebamme oder Gynäkolog*in besprechen zu können [79]. Am Ende der Einheit über Wehen und Geburtsbeginn sollten die verschiedenen Geburtsmodi vorgestellt werden. Es sollten Vor- und Nachteile einer Spontangeburt gegenüber dem Kaiserschnitt besprochen werden, ohne Personen auszugrenzen, die eher dazu neigen, einen Kaiserschnitt zu wollen oder gegebenenfalls benötigen. Zu den Vor- und Nachteilen gibt es ausreichend Daten, die eine evidenzbasierte Beratung erlauben, ohne die eigene Meinung einfließen zu lassen [26, 80]. Demnach könnten die Vor- und Nachteile sowie die Studien, aus denen diese stammen, visualisiert als kurze Tabelle dargestellt werden, je nach Zielgruppe können die Studien (Weblinks) natürlich ausgehändigt werden. Für die Zielgruppe könnten unterschiedliche Faktoren relevant sein, deshalb ist es essenziell, dass die Hebamme die Evidenz zu diesem Thema kennt. Die Art der Geburtsvorbereitung kann möglicherweise Einfluss auf den Geburtsmodus haben, durch die Reduktion von Ängsten und durch die etwaige Verbesserung der Gesundheitskompetenz, allerdings auch durch eine gute und strukturierte Beratung zu Risiken und Folgen von Eingriffen, ohne hierbei die Geburt als soziales Ereignis zu romantisieren oder zu pathologisieren. Auch dies wurde in einer bereits erwähnten Cochrane-Metaanalyse gezeigt, die strukturierte Entscheidungshilfe als Lehrmethode konnte Einfluss auf die Sectio- und Spontangeburtenrate nehmen [51]. Der theoretische Hintergrund des Empowerments sind hierbei die Dimension *Kompetenz, Innovation, Zielsetzung und -verfolgung, Inanspruchnahme und Reflexionsvermögen* [42].

Zum Schluss wird die aufeinander aufbauende Entspannungsübung durchgeführt und die Hausaufgaben zur Reflexion werden vorgestellt: Auf Grundlage des Gelernten sollte darüber reflektiert werden, wie sich die Eltern die Geburt vorstellen und wie sie sich gegenseitig unterstützen können, nachdem sie ein realistisches Bild erhalten haben. Die allein Teilnehmenden können sich ebenso überlegen, welche Unterstützung sie während der Geburt brauchen oder nicht brauchen und gegebenenfalls, welches Netzwerk an möglichen Begleiter*innen zur Verfügung steht. Für diese Teilnehmenden sollte die Hebamme nochmals darauf hinweisen, dass eine Netzwerkkarte in dieser Situation helfen kann, das Unterstützungsnetzwerk zu strukturieren, um Problemlösungsstrategien zu entwickeln. Diese Aufgabe soll nicht nur die Reflexion über Beziehungsdynamiken, Werte und Kommunikation anregen, sondern explizit die *Selbstwirksamkeitserwartung* und *Zielsetzung und -verfolgung* adressieren und die Schwangeren in Eigenverantwortung entscheiden lassen, was mit ihrem Körper passieren soll und was nicht [42].

Vierte Kursstunde
Die Kursstunde wird wieder begonnen mit dem Aufgreifen der Hausaufgaben, wodurch *Selbstwirksamkeitserwartung, Reflexionsfähigkeit* und *Innovation* adressiert werden [42]. Die Überlegungen der Teilnehmenden zur Unterstützung zu Beginn und während der Geburt können in einer Gruppendiskussion geteilt werden, sodass die Kursteilnehmenden gegebenenfalls voneinander profitieren können. Zudem sollte die Sammlung der Coping-Strategien visualisiert werden, um das selbstgesteuerte Lernen zu unterstützen. Die angeregte Diskussion stellt zugleich die Überleitung zum Thema dieser Stunde dar: Wehenschmerz und Schmerzbewältigung. Das Ziel ist es, die Fragen der vergangenen Stunde aufzugreifen und wieder herzuleiten, weshalb eine Geburt schmerzhaft ist (Beckenräume, Platzverhältnisse, Austritt). Nachdem in der vergangenen Kursstunde über die Spontangeburt und den Kaiserschnitt gesprochen wurde, werden nun die vaginal-operative Entbindung und Szenarien über die Notwendigkeit vorgestellt. Hierbei sollten die Empowerment-Dimensionen *Kompetenzaufbaus* und *Selbstwirksamkeitserwartung* sowie *Innovation* den theoretischen Hintergrund bilden. Für dieses Thema ist es relevant, nicht zu viele, breite Informationen zu geben und keinen Vortrag zu halten, sondern auf Wissenslücken zu reagieren und die Teilnehmenden dazu zu befähigen, im Kreißsaal entsprechende Fragen stellen zu können und ein Gefühl der Selbstwirksamkeit und Kontrolle zu behalten. Dabei sollte die Hebamme sensibel sein, um Äußerungen wahrzunehmen, die Geburtsängste beinhalten, um genau an dieser Stelle Kompetenzen aufzubauen. Hintergrund der Herangehensweise ist eine bereits erwähnte randomisierte Studie zu Geburtsvorbereitung, in der eine strukturierte Geburtsvorbereitung mit ähnlichen Inhalten zum Thema Geburt, mit Standard-Geburtsvorbereitung verglichen wurde [68]. Um das realistische Bild einer Geburt zu vervollständigen, wird nun erläutert, wieder nach Abfrage des vorhandenen Wissens, was nach der Geburt des Kindes geschieht: Bonding und seine Bedeutung und Durchführung, die Plazentageburt und Geburtsverletzungen. Während Informationen vermittelt werden, sollte die Hebamme immer wieder zum Thema Schmerz zurückkehren und in Bezug setzen, was in dieser Phase der Geburt schmerzhaft sein kann und weshalb. Zum Schluss der Einheit werden alle bisher gesammelten Coping-Strategien gesammelt visualisiert, um aufzuzeigen, wie viele eigene Problemlösungsstrategien bestehen. Ziel hierbei ist es zu vermitteln, dass Problemlösungsansätze Lebenskompetenzen sind und nicht nur Kompetenzen zur Bewältigung von Geburtsschmerzen. Dieser Abschluss adressiert

Reflexionsfähigkeit, Zielsetzung und -verfolgung, soziale Unterstützung, Beteiligen an Entscheidungen und *Selbstwirksamkeitserwartung* [42]. Die Präsentation und der Bezug zu Problemlösungsstrategien, die weiter reichen als nur für die Geburtssituation, wurde in einer randomisierten Studie mit 248 Erstgebärenden mit Standard-Geburtsvorbereitung verglichen und ergab aus verschiedenen Fragebögen ein höheres Maß an Selbstwirksamkeit der Eltern aus der Interventionsgruppe [62].

Um das Gelernte zu festigen, wird hier nochmals auf die Beckenbodenübungen hingewiesen und abgefragt, ob weitere Übungen gezeigt werden sollen oder ob die Übungen zuhause durchgeführt werden. Die Übungen können zur Abschlussentspannung überleiten, die nach vorher überlegtem Konzept aufeinander aufbauend die *Selbstwirksamkeitserwartung* steigern soll [42].

Die Hausaufgabe der heutigen Kursstunde besteht darin, selbst noch einmal zu überlegen, welche Gemeinsamkeiten oder Unterschiede in den Unterstützungsmöglichkeiten und Coping-Strategien bestehen. Es sollte sich selbst die Frage beantwortet werden: In welchen Situationen bin ich konstruktiv, in welchen nicht? Hintergrund dazu ist die bereits für die dritte Kursstunde beschriebene Studie zur Einteilung in destruktive und konstruktive Beziehungskommunikation[77]. Die Empowerment-Dimension dahinter stellen die Steigerung der *Reflexionsfähigkeit* und die *Innovation* dar [42].

Fünfte Kursstunde

Die Kursstunde beginnt wie gewohnt mit dem Aufgreifen der Hausaufgaben. Diese Aufgabe könnte in Kleingruppen oder in den gebildeten Tandems besprochen werden, die Hebamme moderiert und steht für Fragen bereit. Dies soll an *Reflexionsfähigkeit, Zielsetzung und -verfolgung, Selbstwirksamkeitserwartung, soziale Unterstützung, Innovation* und *Beteiligung an Entscheidungen* gerichtet werden [42].

Die heutige Kursstunde dient der Vorbereitung auf die Nachgeburtsperiode und das frühe Wochenbett. Möglicherweise kann es helfen, wenn Puppen zur Veranschaulichung als didaktisches Mittel verwendet werden, zudem sollten hier Materialien bereitstehen, die die Anatomie einer weiblichen Brust abbilden. Begonnen werden sollte mit dem Thema Bonding und die Wirkung von Bonding zum Bindungsaufbau, aber auch weiteren Effekten wie der Reduktion von mütterlichem Stress oder der mögliche positive Einfluss auf die postpartale Depression [81]. Das Visualisieren durch eine Puppe kann dabei helfen deutlich zu machen, wann Haut-zu-Haut-Kontakt gegeben ist und was Bonding von Kuscheln unterscheidet. Darauffolgend könnte das Wissen zu Rückbildungsprozessen abgefragt werden, während der Diskussion in der Gruppe könnten die Informationen zu physiologischen Vorgängen einfließen, je nach Wissensstand. Auch hier ist es wichtig,

3.1 Inhalte und Rahmenplan für den evidenzbasierten Kurs 31

nichts zu romantisieren, die hormonelle Veränderung darzulegen und auf realistische Ereignisse wie zum Beispiel den Baby-Blues hinzuweisen. Die Abgrenzung zur postpartalen Depression ist nicht nur für die nachbetreuende Hebamme im Wochenbett relevant, sondern auch für das Paar selbst. Die Information über Symptome einer postpartalen Depression wurde in einigen Studien zu Geburtsvorbereitungen aufgenommen, allerdings sind die Methoden der Informationsvermittlung nicht detailliert beschrieben und zeigen keine Effekte auf die Inzidenz postpartaler Depressionen [50, 75]. Dennoch könnte die Aufklärung zur Steigerung der Gesundheitskompetenz beitragen und sollte daher erprobt werden. Die körperlichen Veränderungen und Zustände sollten ebenfalls angepasst an die Fragen und das bestehende Wissen der Teilnehmenden erläutert werden. Folgende Empowerment-Dimensionen sollen dadurch adressiert werden: *Kompetenz, Selbstwirksamkeitserwartung, Innovation, Inspruchnahmeverhalten* und *Beteiligen an Entscheidungen* [42].

Die Abfrage des Wissens und die zielgerichtete Beratung können ebenfalls für die Vorbereitung auf das Stillen angewendet werden. Eine Studie, die Effekte von Stillberatung in der Schwangerschaft untersucht hat, konnte eine Steigerung der Rate an ausschließlich gestillten Kindern (bei Entlassung und vier Monate postpartal) feststellen, wobei die Stillberatung systematisiert auf Grundlage der Wissenslücken durchgeführt wurde [82]. Die Kontrollgruppe war hierbei in einem babyfreundlichen Krankenhaus standardmäßig versorgt [82]. Eine Metaanalyse zum Thema Stillberatung konnte feststellen, dass die Maßnahmen zur Stillberatung in der Kombination aus Beratung in der Schwangerschaft und Unterstützung im Wochenbett durch Hausbesuche zur Steigerung der Stillraten führen konnte, allerdings waren die Gruppenunterschiede nicht signifikant [48]. Die Nahrung bestand allerdings häufiger zu ≥ 50 % aus Frauenmilch in den ersten 14 Tagen im Vergleich zur Kontrollgruppe (81 % / 67 %, $p = 0{,}08$) [48]. Zu Beginn sollte, immer interaktiv gestaltet, die Anatomie der Brust verdeutlicht werden, um die Physiologie des Körpers zu verstehen. Auf Grundlage des vorhandenen Wissens werden nun Informationen zum Stillen gegeben, auf jeden Fall sollte die Hebamme die Vorteile des Stillens im Vergleich zur industriell hergestellten Nahrung für Mutter und Kind nennen. Ebenso wichtig ist das Vermitteln von realistischen Bildern, also auch, dass Stillen teilweise zu Beginn oder bei wunden Brustwarzen schmerzhaft sein kann. Hier sollte das Selbstbewusstsein der Eltern gestärkt werden, indem auf die Coping- und Problemlösungsstrategien hingewiesen wird, wie mit Schmerzen umgegangen werden kann. Die vorausschauende Aufklärung und das Vermitteln realistischer Verläufe wird von der *International Lactation Consultant Association* empfohlen [83]. Zudem wird evidenzbasiert empfohlen, dass Familienmitglieder oder der nicht stillende Elternteil in den Stillprozess und die Vorbereitung darauf einbezogen werden soll, da dies die Stilldauer verbessern kann [83]. Die wichtigste Empowerment-Dimension für die Stillberatung sind *Kompetenz, Selbstwirksamkeitserwartung, Innovation, Zielsetzung und -verfolgung* und *Inanspruchnahmeverhalten* [42]. *Das Inanspruchnahmeverhalten* wird hierbei adressiert, damit sich die Teilnehmenden auch ohne nachsorgende Hebamme mit etwaigen Stillproblemen zurechtfinden und wissen, wo sie Unterstützung finden können [42].

Zum Abschluss wird die Hausaufgabe gegeben, sich mit Unterstützungsmaßnahmen für mögliche Stillprobleme und der Ernährung und Pflege des Neugeborenen auseinander zu setzen, um auch hierfür die Aufgabenverteilung zu klären. Zudem könnten sich die Teilnehmenden mit Personen aus dem näheren Umfeld darüber unterhalten, welche Stillerfahrungen gemacht wurden, um innerhalb des Milieus zur Reflexion darüber anzuregen. Diese mehrschichtige Aufgabe könnte alle acht Empowerment-Dimensionen adressieren, da die Hausaufgabe darauf beruht, dass *die Innovation* und *das Reflexionsvermögen* bereits gesteigert wurden [42]. Beendet wird die Kursstunde mit der Entspannungsübung.

Sechste Kursstunde

Zu Beginn der Kursstunde werden die Hausaufgaben aufgegriffen. Dies eröffnet in einer Gruppendiskussion die beiden Themen für die heutige Kursstunde: Unterstützungsmaßnahmen und -netzwerke, Stillen und die erste Zeit zu Hause. Diese Diskussion in der vorletzten Kursstunde darf zeitliche Kapazität einnehmen, da der partizipative Ansatz dieses Kurskonzepts vorsieht, dass sich die Inhalte an der Zielgruppe orientieren, während noch keine evidenzbasierten, zielgruppenspezifischen Konzepte existieren. Für die zu behandelnden Themen bedeutet das, die weiterführende Stillberatung auf Grundlage der Fragen und des vorhandenen Wissens aufzubauen. Demnach sollte die Hebamme auch auf Besonderheiten eingehen, wenn beispielsweise Schwangere mit Gestationsdiabetes oder adipöse Schwangere im Kurs teilnehmen. Die Besonderheit wäre hierbei die Aufklärung zur Kolostrumgewinnung und Aufbewahrung ab überschreiten der 37. Schwangerschaftswoche. Eine weitere Herangehensweise kann die Problemorientierung sein: Die Hebamme klärt über die häufigsten Gründe auf, weshalb abgestillt wird. Die realistische Vorbereitung auf die Stillzeit kann in Bezug auf die Empowerment-Dimension *der Zielsetzung und -verfolgung* bewirken, dass die werdenden Eltern im Fall des Eintritts eines Stillproblems wissen, dass dies nicht zwingend zum Abstillen führen muss. Zur Steigerung der Flexibilität der Hebamme, um auf gefragte Inhalte eingehen zu können, sollten Materialien vorbereitet werden. Dies könnten beispielsweise die Leitlinie zur Stillförderung der *International Lactation Consultant Association* oder andere Übersichtsarbeiten sein, die physiologische und pathologische Still- und Laktationsprozesse mit entsprechenden Praxistipps beinhalten [83, 84]. Ob das Thema Stillen auf Grundlage einer regen Gruppendiskussion aufgegriffen wird oder die Hebamme beschließt, problemorientiert zu beraten, sollte sich am vermittelten Wissen der vergangenen Kursstunde orientieren, sodass das Wissen über Anatomie erweitert wird und die Prinzipien der Laktogenese deutlich werden [84]. Daraufhin entstehen Themen wie die Trinkmenge von Säuglingen, die Milchmenge in der Brust und wie diese gesteigert wird sowie die mögliche Zufütterung des Kindes und verschiedene Methoden, wie eine Saugverwirrung verhindert werden kann. Die Grundlage für die Planung dieses offenen Konzepts bietet die bereits erwähnte Literatur zur Stillförderung in der Schwangerschaft [48, 82–84]. Zudem sollten Hebammen an dieser Stelle ihre Expertise nutzen und dem Thema im Rahmen der Geburtsvorbereitung genügend Zeit einräumen, da die Stillquoten in Deutschland dafür sprechen, dass die Stillförderung ernst genommen werden muss [27]. In einem passenden Moment in der Gruppendiskussion kann die Hebamme das Team, das durch den Kurs möglicherweise entstanden ist, dazu bestärken, sich in Stilltreffs regelmäßig zusammenzufinden. Im Zuge der Stillberatung und des Wochenbetts sollte die Hebamme auch Themen wie die Veränderung der Sexualität innerhalb der Beziehung aufgreifen, möglicherweise eine Diskussion darüber eröffnen. Zudem sollte dazu beraten werden, dass Stillen nicht als sichere Verhütungsmethode nach der Geburt gilt und eine weitere Schwangerschaft wenige Wochen nach der Geburt möglich ist [84]. Die Grundlage, dieses Thema in die Geburtsvorbereitung mit aufzunehmen, bietet eine bereits mehrfach erwähnte Studie zu einem spezifischen Geburtsvorbereitungskonzept, die die Sexualität der Eltern, die Transition zum Elternwerden sowie die Pflege und Ernährung des Neugeborenen und signifikante Effekte, zum Beispiel auf die Aufnahme im Kreißsaal unter aktiver Geburt beinhaltet [68]. Ebenso zeigen Studien zu rein paar-zentrierten Modellen positive Effekte auf den Umgang mit psychischer Belastung, deshalb sollte zum Stillen genügend Diskussion im Kurs angeregt werden, um den Paaren die Diskussion mit nach Hause zu geben [67]. Durch gezieltes Anregen von Gruppendiskussionen könnte das Wissen jeder Teilnehmenden mehr gesteigert werden als durch eine reine Lehreinheit, zudem wird möglicherweise die Selbstwirksamkeit gesteigert [62]. Die bereits vorgestellte Studie hierzu teilte die Methoden für das Kurskonzept in Anteile auf: Hier waren 40 % des Kurses Gruppendiskussion, 20 % Lehreinheit durch die Hebamme, die restlichen 40 % bestanden aus Diskussionen in Kleingruppen und Hausaufgaben [62]. Zum Schluss des Kurses sollten gezielt alle Empowerment-Dimensionen durch die Hebamme erreicht werden, demnach kann der theoretische Hintergrund in die thematische Gestaltung der Gruppendiskussion einfließen, sodass alle Empowerment-Dimensionen in Bezug auf das Stillen abgedeckt sind [42].

Die letzte Hausaufgabe besteht darin, dass sich die Kursteilnehmenden nochmals reflektieren und schriftlich festhalten, was in dem Kurs gelernt wurde, welche Fragen oder Probleme daraus entstanden sind und ob die in der ersten Kursstunde überlegten

Ängste in Bezug auf die Geburt und Elternschaft weiterhin bestehen. Dies fördert selbstredend die *Reflexionsfähigkeit* aber auch *die Zielsetzung und -verfolgung* [42]. Zum Abschluss wird die Entspannungsübung wiederholt und auch hierbei zur Reflexion angeregt, ob die Entspannungstechniken im Alltag genutzt wurden oder wo sie angebracht wären, außerhalb der Geburt.

Siebte Kursstunde
Diese Kursstunde beginnt mit einer kurzen Lehreinheit über die Navigation durch das Gesundheitssystem. Es sollte darauf hingewiesen werden, dass die restliche Zeit den Überlegungen der Teilnehmenden gilt und alle Fragen diskutiert werden können.

Konkret sollte die Lehreinheit beinhalten, wie die Gesundheitsvorsorge von Kindern in Deutschland geregelt ist. Zu Beginn kann eine Zusammenfassung visualisiert werden, die alle Anlaufstellen, die in diesem Kurs besprochen wurden, nochmals aufzeigt (Mitschriften der vergangenen Kursstunden aufzeigen, „mit welchen Problemen gehe ich wo hin?"). Daraufhin wird erläutert, wie Prävention von Krankheiten für Kinder aufgebaut ist. Die Kinder-Richtlinie des Gemeinsamen Bundesausschuss bietet hierfür die Grundlage, zudem bietet die Webseite Informationsmaterialien für Eltern [85]. Begonnen wird mit den ersten U-Untersuchungen, der U1 im Kreißsaal und den Screenings, die in den ersten Lebenstagen stattfinden und wozu sie dienen [85]. Ebenso sollte die Prävention von Krankheiten durch Impfungen thematisiert werden, die Beratung orientiert sich wie gewohnt an den Empfehlungen der ständigen Impfkommission [86]. Die Teilnehmenden sollten dabei unterstützt werden, sich Informationen zu beschaffen, gegebenenfalls kann die Hebamme die Informationsmaterialien auf den Webseiten des Robert-Koch-Instituts in mehreren Sprachen abrufen. Diese Einheit zielt auf die Empowerment-Dimension des *Inanspruchnahmeverhaltens* ab, sodass dieser Bereich der Gesundheitskompetenz aktiv in Bezug auf die Verantwortung für ein Neugeborenes gefördert wird [42].

Die letzte Einheit des Geburtsvorbereitungskurses dient der Zusammenfassung und abschließenden Diskussion über die wichtigsten Themen des individuellen Kurses. Zunächst wird die letzte Hausaufgabe aufgegriffen, wodurch eine Gruppendiskussion entsteht. In der Hausaufgabe haben die Teilnehmenden für sich reflektiert, welche Erwartungen an die Elternschaft nun bestehen im Vergleich zum Beginn des Kurses, welchen Ängsten entgegengewirkt werden konnte und welche weiteren Fragen bestehen, die noch nicht geklärt werden konnten. Die Hebamme sollte darauf hinweisen, dass persönliche Fragen zum Ende des Kurses gestellt werden können, damit niemand den Kurs mit offenen Fragen oder Problemen verlässt. Innerhalb der Diskussion sollten die Mitschriften und Materialien vorliegen, die zu den einzelnen Themen verwendet wurden, um flexibel auf verschiedene Fragen reagieren zu können. Wie bereits in der sechsten Kursstunde dient die offene Gestaltung auch dazu, das selbstgesteuerte Lernen zu unterstützen und den Anteil an Gruppendiskussionen hochzuhalten, um sich methodisch an evidenzbasierten Konzepten zu orientieren. Zudem bietet die offene Gestaltung einzelner Einheiten die Chance, die Zielgruppenorientierung zu steigern, während das Kurskonzept nicht für eine bestimmte Lebenswelt gestaltet wurde, obwohl in dem Kurs sicherlich unterschiedliche Lebenswelten und Bedarfe vertreten sind. Wie bereits in der sechsten Kursstunde beschrieben, kann die Moderation der Diskussion den thematisch unterschiedlichen Empowerment-Dimensionen folgen, sodass die Diskussion der Selbstbefähigung dienen kann. Die Dokumentation ist für die weitere Datenerhebung essenziell.

3.2 Projektplanung

Im folgenden Abschnitt werden die Erkenntnisse der angrenzenden Wissenschaften (Transfer und Prävention) für die Konzeptualisierung eines nachhaltigen, überprüfbaren Präventionsmodells entsprechend der beschriebenen methodischen Vorgehensweise in den hebammenwissenschaftlichen Kontext überführt. Für die daraus abgeleiteten Projektziele des Pilotprojekts zur evidenzbasierten Geburtsvorbereitung werden Ansätze zur Projektdurchführung vorgestellt, die Ziele sowie die Ansätze sind zu Beginn des Kapitels zur Übersicht abgebildet (siehe Abbildung 3.1. und 3.2.)

Zu Projektbeginn ist die Ansprechperson des Projekts für die Schulung der durchführenden Hebammen verantwortlich, dies ist er erste Schritt des Transfers der wissenschaftlichen Erkenntnisse. Hierbei kann diese Arbeit als inhaltliche Struktur dienen. Der partizipative Ansatz dieses Projekts sieht vor, dass bereits während der Schulung und vor Implementierung des Projekts gemeinsam über regionale Bedingungen und Besonderheiten diskutiert wird, sodass der Ausgangspunkt in der betreffenden Region deutlich wird und gegebenenfalls direkt zu Projektbeginn Anpassungen vorgenommen werden können. Inhalte einer solchen Diskussion könnten die Bewertung verschiedener Räumlichkeiten und Netzwerke mit regionalen Kliniken, Familienbildungsstätten und Gynäkolog*innen sein sowie Besonderheiten der Region in Bezug auf gesundheitliche Probleme oder soziale Determinanten der Gesundheit (soziale Milieus).

Das Ziel, Netzwerke für die Förderung der Inanspruchnahme und Methodenentwicklung sowie ein Forschungsnetzwerk aus allen teilnehmenden Kommunen

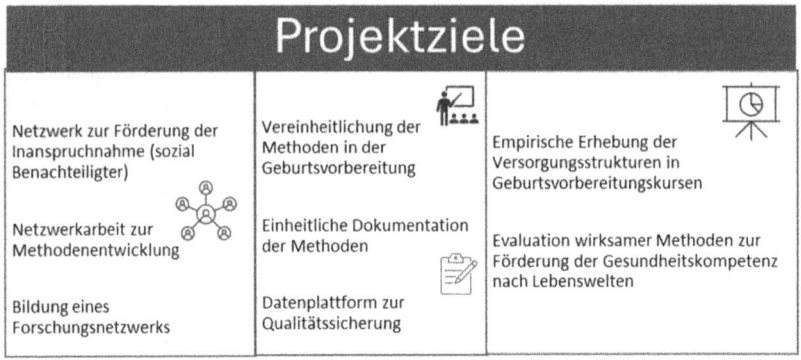

Abbildung 3.1 Projektziele

zu bilden, entspricht dem partizipativen Ansatz der Präventionsforschung und der Problemorientierung [44, 54]. Das Problem der Geburtsvorbereitung sind fehlende Netzwerke und mangelnde Kenntnis über Methoden und Qualität der Geburtsvorbereitung. Netzwerke und interprofessionelle Arbeit sind für die Adaption des Projekts an die Region, aber auch im zeitlichen Verlauf, essenziell. Die Hebammen vor Ort sollten über das Netzwerk bestimmen und werden dabei von einer Ansprechperson des Projekts unterstützt. Es entstehen hierbei kommunale Netzwerke und ein breiteres, interprofessionelles Forschungsnetzwerk, in dem Projektkoordinator*innen und Teilnehmende aller Regionen vertreten sind. Wichtig hierbei ist es, klare Aufgaben der verschiedenen Akteure zu benennen. Vorstellbar wäre die Beteiligung von Gynäkolog*innen, Physiotherapeut*innen, Hebammen im ambulanten und stationären Sektor sowie Sozialarbeiter*innen. Für alle Professionen können unterschiedliche Aufgaben verteilt werden, die Aufgabe könnte zum Beispiel auch darin bestehen, das Projekt bei den Schwangeren und Kolleg*innen zu bewerben und an Netzwerktreffen teilzunehmen, um weitere Perspektiven für die Evaluation und Adaption der Inhalte zu erhalten. Die durchführenden Hebammen sollten das Netzwerk schriftlich festmachen, zudem agieren sie als Multiplikator*innen des Projekts und können alle weiteren Akteure inhaltlich schulen. Ferner ist es empfehlenswert, die regionale Ausbildungsstätte/ Universität anzusprechen, um werdende Hebammen in Form des ambulanten Praxiseinsatzes in das Projekt einzubinden. An dieser Stelle ist der Vorteil für teilnehmende Hebammen hervorzuheben: Das entstehende Netzwerk besteht auch für weitere Fragen in Bezug auf Patient*innenversorgung und kann die regionale Zusammenarbeit insgesamt stärken. Zudem können sich Räumlichkeiten für

3.2 Projektplanung

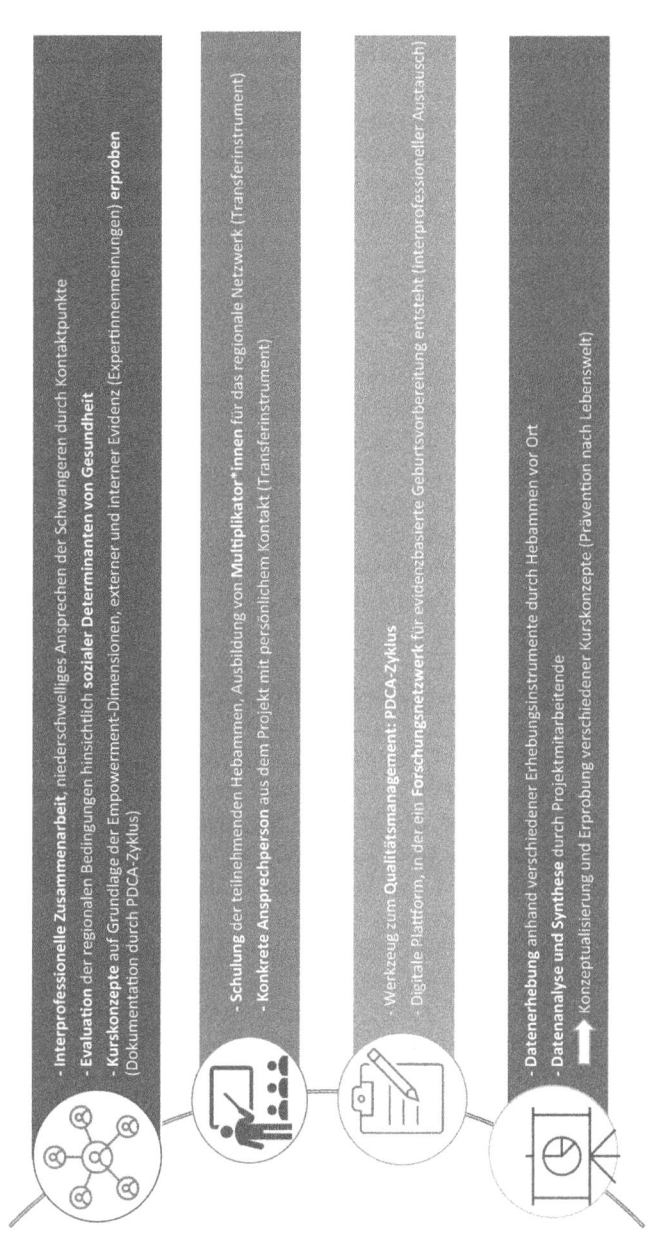

- **Interprofessionelle Zusammenarbeit**, niederschwelliges Ansprechen der Schwangeren durch Kontaktpunkte
- **Evaluation** der regionalen Bedingungen hinsichtlich **sozialer Determinanten von Gesundheit**
- **Kurskonzepte** auf Grundlage der Empowerment-Dimensionen, externer und interner Evidenz (Expertinnenmeinungen) **erproben** (Dokumentation durch PDCA-Zyklus)

- **Schulung** der teilnehmenden Hebammen, Ausbildung von **Multiplikator*innen** für das regionale Netzwerk (Transferinstrument)
- **Konkrete Ansprechperson** aus dem Projekt mit persönlichem Kontakt (Transferinstrument)

- **Werkzeug zum Qualitätsmanagement: PDCA-Zyklus**
- Digitale Plattform, in der ein **Forschungsnetzwerk** für evidenzbasierte Geburtsvorbereitung entsteht (interprofessioneller Austausch)

- **Datenerhebung** anhand verschiedener Erhebungsinstrumente durch Hebammen vor Ort
- **Datenanalyse und Synthese** durch Projektmitarbeitende
- Konzeptualisierung und Erprobung verschiedener Kurskonzepte (Prävention nach Lebenswelt)

Abbildung 3.2 Ansätze zur Projektdurchführung

Kurse und die Kurse selbst geteilt werden, sodass dies eine Entlastung darstellen kann. Des Weiteren bieten das Projekt und die Ansprechpersonen die Chance, Hilfe für ein strukturiertes und detailliertes Qualitätsmanagement zu erhalten, das von den Hebammen selbst genutzt werden kann. Die Teilnahme am Geburtsvorbereitungskurs wird von der zuständigen Hebamme wie gewohnt über die Krankenkasse abgerechnet, einige gesetzliche Krankenkassen übernehmen hierbei ebenso die Teilnahme einer Begleitperson für 14 Stunden Geburtsvorbereitung [87].

Der Prozess der Durchführung der Geburtsvorbereitungskurse wird durch ein Werkzeug zur Strukturierung eines Projektlebenszyklus stetig analysiert und angepasst. Die durchführenden Teams sind dazu angehalten, sich in den kommunalen Netzwerktreffen mit der Qualität des Kurses zu beschäftigen, Anpassungen sollten durch die erfahrenen Fachpersonen kontinuierlich dokumentiert werden, sodass klar wird, welche Anpassungen zu welchen Ergebnissen geführt haben. Die Kurskonzepte und Änderungen, die strukturiert durch den PDCA-Zyklus abgeleitet werden, werden anhand einer Tabelle detailliert dokumentiert, sodass die Zusammenstellungen der Methoden, entsprechend dem Beispiel für dieses Kurskonzept, ersichtlich sind. Die Tabelle nähert sich zur Vereinfachung ebenso dem PDCA-Zyklus an, sodass die Inhalte und Methoden getrennt nach Plan (was) und Do (wie) dokumentiert werden, kombiniert mit der theoretischen Empowerment-Dimension. Der PDCA-Zyklus bietet die Möglichkeit, das Projekt in jeder einzelnen Kommune systematisch problemorientiert weiterzuentwickeln [56].

Der Aufbau des Werkzeugs zur Qualitätssicherung besteht aus vier Bereichen: Plan, Do, Check und Act [56]. Der Abschnitt *Plan* beinhaltet die Erhebung des Ist-Zustands für den Gegenstand von Interesse [56]. Zudem werden in diesem Abschnitt die Probleme aus dem Ist-Zustand gezogen, numerisch priorisiert und daraus abgeleitet, welcher abweichende Ist-Zustand für die priorisierten Probleme erwünscht sind, dies bedeutet eine konkrete Zielformulierung [56]. Im nächsten Schritt wird unter *Do* festgelegt, wie die Maßnahme durchgeführt wird, die für das gesetzte Ziel auf Grundlage der identifizierten Probleme sorgen kann [56]. Für das Erreichen des neuen Ist-Zustands, also zur Lösung des Problems, werden unter dem Abschnitt *Check* Messparameter festgelegt, die feststellen lassen, ob der gewünschte, im Plan beschriebene Ist-Zustand erreicht werden konnte [56]. Der letzte Abschnitt dient dazu, sich eine alternative Problemlösestrategie zu überlegen [56]. Unter *Act* wird daraus folgend beschrieben, welche Handlung folgt, wenn das Problem weiter besteht oder wenn das Problem gelöst werden konnte [56].

Die Projektkoordination sollte ebenfalls einen übergeordneten PDCA-Zyklus für das gesamte Projekt und alle darin enthaltenen Kommunen führen, um die Projektziele und deren Umsetzung stetig zu reflektieren. Dieser Zyklus wird in Netzwerktreffen des entstehenden Forschungsnetzwerks geführt, an dem alle Vertreterinnen der verschiedenen Kommunen und Professionen teilnehmen können, um sich an der Weiterentwicklung zu beteiligen. Die erste Grundlage für den PDCA-Zyklus zu Projektbeginn bietet diese Ausarbeitung mit den in der Einleitung dargestellten übergeordneten Problemen und Projektzielen zur Projektevaluation. Dies fördert die Problemorientierung des gesamten Projekts und bietet die Chance, Daten zu generieren, die das Versorgungsproblem auf struktureller Ebene konkretisieren lassen, beispielsweise welche Anpassungen in einer Region zur Chancengleichheit verschiedener Lebenswelten geeignet sein könnten. Die Netzwerktreffen dienen ebenso der Vereinheitlichung der Kurskonzepte, wenn auf Grundlage der Expert*innenmeinungen Anpassungen vorgenommen werden, sodass diese als Intervention in verschiedenen Regionen erprobt werden können.

3.3 Datenerhebung

Das Projektziel, die Wirksamkeit von Interventionen in der Geburtsvorbereitung zu überprüfen, entsteht ebenfalls aus dem beschriebenen Problem, dass Daten über die Inhalte und Methoden von Geburtsvorbereitungskursen fehlen. Neben der Datengenerierung zur Überprüfung und Entwicklung von Kurskonzepten nach Lebenswelt werden das Projekt und die entstandenen Netzwerke evaluiert. Zur Umsetzung wird zu Beginn des Projekts ein Beobachtungsdesign mit mixed-Methods angewendet, aus den Erkenntnissen kann eine experimentelle Studie durch ein Cluster-randomisiertes Studiendesign folgen. Die Endpunkte, Erhebungs- und Auswertungsmethoden sind zur Übersicht tabellarisch zusammengefasst und werden daraufhin beschrieben (siehe Abbildung 3.3).

Der Endpunkt Gesundheitskompetenz wird durch den Fragebogen (HLS-GER 2) erhoben [88]. Der validierte Fragebogen besteht aus 47 Fragen, die die Bereiche Gesundheitsversorgung, Krankheitsprävention und Gesundheitsförderung abdecken [88]. Weitere acht Fragen bilden die digitale Gesundheitskompetenz ab, zwölf Fragen die navigationale Gesundheitskompetenz und durch elf weitere Fragen wird die kommunikative Gesundheitskompetenz erhoben [88]. Die Beantwortung der Items per Selbstauskunft wird in vier Antwortkategorien durchgeführt (sehr einfach, ziemlich einfach, ziemlich schwierig, sehr schwierig) [88]. Die verschiedenen Antwortkategorien ergeben zur Auswertung einen

Endpunkt (Projektziel)	Erhebungsmethode	Auswertungsmethode / Zeitpunkt
Gesundheitskompetenz (Wirksamkeit der Intervention)	Fragebogen (HLS-GER 2), vor und nach Kursteilnahme	**Beobachtende Studienphase:** Darstellen der Kurskonzepte (Methoden/Kursstunde) Verteilung der Gesundheitskompetenz pro Kurs Veränderung der Gesundheitskompetenz
		Experimentelle Studienphase: primäres Outcome, Regressionsmodelle
Geburtshilfliche Outcomes (Wirksamkeit der Intervention) 1. Gravida/Para 2. Geburtsmodus (vaginale Geburt/sec.) 3. Geburtsdatum (SSW) 4. Frühgeburt (ja/nein) 5. Stillen (Ausschließlich, Zeitraum, mögliche Stillen) 6. Body Maß Index 7. Qualität der Gesundheit und Risiken (ja/nein) insulinpflichtiger Gestationsdiabetes 8. Neues im Mutterpass vorliegend A und B	Alle Daten werden dem Mutterpass entnommen Ggf. Zugriff auf Daten der Geburtskliniken Besonderheit: Stillrate wird zu sechs Zeitpunkten abgefragt (bei Entlassung, nach 6 Wochen, nach 2, 3, 4 und 5 Monaten)	**Beobachtende Studienphase:** Deskriptive Darstellung der Outcomes pro Person und Kurs **Gruppenunterschiede bei gleichem Kurskonzept** - Verbesserung der Gesundheitskompetenz von Erst- und Mehrgebärenden - Verbesserung der Gesundheitskompetenz und Geburtsmodus - Verbesserung der Gesundheitskompetenz und Frühgeburt (ja/nein) - Verbesserung der Gesundheitskompetenz und Stillen (mehrere Messungen) - Verbesserung der Gesundheitskompetenz und BMI - Verbesserung der Gesundheitskompetenz und diätetischer Gestationsdiabetes - Verbesserung der Gesundheitskompetenz und insulinpflichtiger Gestationsdiabetes - Verbesserung der Gesundheitskompetenz und Risiken nach Katalog A und B
		Experimentelle Studienphase: Sekundäre Outcomes, Regressionsmodelle (Prädiktvariablen: Methoden mit Lebenswelt)
Soziodemografische Daten (Teilnehmerinnenbeschreibung)	Fragebogen zu Bildung, Beruf und Einkommen Bildung von Kategorien durch Punktesystem [1]	**Beobachtende Studienphase:** Deskriptive Darstellung der Verteilung pro Kurs Verbesserung der Gesundheitskompetenz bei niedrigem SES Verbesserung der Gesundheitskompetenz bei mittlerem SES Verbesserung der Gesundheitskompetenz bei hohem SES
		Synthese im Netzwerk: Interpretation nach Lebenswelt (Sperlich, 2014 [11]) Gruppenvergleiche (Verbesserung der Gesundheitskompetenz nach Lebenswelt) ↑ Erstellung von Kurskonzepten nach Lebenswelt ↑ Kurse nach Lebenswelt als Intervention in Clustern
Inhalte und Zeitpunkt Erfolgsaspekt (Wirkung/Prozessmessung)	Narrative Interviews mit Teilnehmenden und Leistungserbringenden	Inhaltsanalyse nach Mayring [57] Projektevaluation, Evaluation der Datenerhebung Interpretation und Synthese der Ergebnisse

Abbildung 3.3 Ansätze zur Datenerhebung

3.3 Datenerhebung

Index zwischen 0 und 100, daraus kann in vier Kategorien eine Aussage zur Gesundheitskompetenz getroffen werden (inadäquat 0–50, problematisch >50–66,67, ausreichend >66,67–83,33, exzellent >83,33–100) [88]. Die Erhebung zur Gesundheitskompetenz wird in diesem Projekt vor und nach Teilnahme an einem Geburtsvorbereitungskurs mit allen Teilnehmenden durchgeführt. Die Auswertung erfolgt für jede teilnehmende Person individuell, um zu Beginn des Projekts deskriptiv darzustellen, ob sich die Gesundheitskompetenz einzelner je erprobter Intervention (Kurs) verändert und durch welches Konzept (Methoden pro Kursstunde) die Veränderung entstand. Die Darstellung der numerischen Variable *Gesundheitskompetenz* kann zur Identifikation einer Tendenz per Histogramm abgebildet werden, weitere Lageparameter können Aufschluss über die Ausgangslage (Gesundheitskompetenz) der Kursteilnehmenden geben. Ebenso könnte aus der numerischen Variable oder den Kategorien (Grenzwerte siehe oben) eine binäre Variable für die Veränderung der Gesundheitskompetenz (ja/nein) je Merkmalsträger erstellt werden. Die deskriptive Darstellung der Ergebnisse der ersten Kurse muss in den entsprechenden Netzwerken diskutiert werden mit dem Ziel, wirksame Methoden zu identifizieren und auf Grundlage der Literatur zu erproben, welche Konzeptveränderung zu zielgruppenspezifischen Kursen führen kann. Zudem können Inhalte aus den zusammenfassenden Tabellen (Methoden pro Kursstunde) der dokumentierten durchgeführten Kurse deskriptiv dargestellt werden, weil die Interaktion in den Kursen möglicherweise Aufschluss über gehäufte Bedarfe oder Fragen gibt. Daraus ergibt sich eine Sammlung verschiedener Methoden und Zusammenstellungen, die potenziell wirksam sind.

Damit diese hinsichtlich der Zielgruppenorientierung und Wirksamkeit interpretiert und diskutiert werden können, werden die geburtshilflichen Outcomes je Kurs deskriptiv dargestellt. Die Analyse der Veränderung der Gesundheitskompetenz kann dann durch einfache Gruppenvergleiche (entsprechende Hypothesentests) erfolgen, um die Unterschiede der Effekte auf die Gesundheitskompetenz zu erkennen und für das Gesamtkollektiv, das evidenzbasierte Kurse erhält, Unterschiede darzustellen. Hierbei muss das Forschungsnetzwerk als interprofessionelles Team stetig reflektieren, ob die Erhebungen zu geburtshilflichen Outcomes ausreichen, um die Ergebnisse in Bezug auf die Lebenswelten zu reflektieren. Die Stillrate sollte zu mehreren Zeitpunkten erhoben werden, da insbesondere das Stillen ein langfristiges Outcome darstellt, das möglicherweise durch die Methode Stillförderung beeinflusst wird.

Ebenso werden zur Interpretation und Synthese der Ergebnisse im Netzwerk soziodemographische Daten durch den Fragebogen von Lampert et al. erhoben [89]. Der Fragebogen lässt aus zehn Items einen Index mit Werten zwischen

3,0 und 21,0 berechnen, woraus entsprechend der Grenzwerte Kategorien gebildet werden (niedrig, mittel, hoch) [89]. Es sollten demnach ebenfalls bivariate Tests aus dem Gesamtkollektiv für ein Kurskonzept durchgeführt werden um auszumachen, ob die Veränderung der Gesundheitskompetenz durch den Kurs mit dem sozioökonomischen Status zusammenhängen könnte, wobei klar ist, dass gesundheitliche Risiken damit korrelieren [89].

Die bis dahin erhobenen Daten können nun versuchsweise den Lebenswelten nach Sperlich (2014) zugeordnet werden [11]. In dieser Studie werden empirisch erhobene zehn Lebenslagen von Müttern detailliert dargestellt, sodass deren Zuordnung während der Analyse zur Methodenentwicklung Daten generiert, die die Zielgruppenorientierung strukturieren lässt [11]. Die Lebenslagen wurden hierbei unter anderem auf Grundlage des Fragebogens nach Lampert et al. gebildet, weitere Beschreibungen zu Care-Arbeit von Müttern werden für jede Lebenslage beschrieben, sodass diese vergleichbar sind, wenn geburtshilfliche Outcomes in diesem Kollektiv zur Einteilung herangezogen werden [11, 89]. Zur Synthese der Ergebnisse könnten durch die Bildung einer zusätzlichen kategorialen Variable je Merkmalsträger auch hierbei Hypothesentests angestellt werden, um potenziell wirksame Kurskonzepte für einzelne Lebenswelten zu untersuchen und entwickeln.

Während des Prozesses der Erprobung und Analyse der ersten Ergebnisse aus mehreren Regionen werden narrative Interviews durch wissenschaftliche Mitarbeitenden des Projekts geführt. Der partizipative Ansatz schließt alle Beteiligten ein, demnach werden Leistungserbringer*innen, Teilnehmer*innen und gegebenenfalls auch Studierende befragt, die an der Ausgestaltung oder Durchführung eines Kurses beteiligt waren. Der Inhalt der Interviews sollte beispielsweise aufdecken, wie die Kurse empfunden werden, ob eine Veränderung zu bisherigen Kursen wahrnehmbar ist, ob die Kurse realisierbar sind und wie die Zielgruppenorientierung gelingt, um die vermuteten Lebenswelten möglicherweise mit den Inhalten der Interviews abzugleichen. Die strukturierte Inhaltsanalyse nach Mayring könnte qualitative Daten liefern, die im Verlauf zu Veränderungen der Datenerhebung oder Analyse führen können und die Durchführung des Projekts und der Netzwerkarbeit evaluieren lassen [57].

Die finale quantitative Analyse der Wirksamkeit der komplexen Intervention erfolgt durch ein Cluster-randomisiertes Studiendesign. Die vorausgegangene Beobachtungsstudie soll zunächst Daten generieren, die zur Methodenentwicklung verwendet werden können und Erkenntnisse zur Zielgruppenorientierung liefern. Die Wirksamkeit der Intervention und Übertragbarkeit auf weitere Bereiche kann erst dann gemessen werden, wenn es Anhaltspunkte zur Wirksamkeit

3.3 Datenerhebung

verschiedener Konzepte gibt. Zudem könnten für die experimentelle Studienphase Kurse nach Lebenswelt gebildet werden, um spezifische Kurskonzepte an der vermuteten Zielgruppe zu erproben und weitere Daten zu generieren. Hierzu müsste aus den Lebenslagen der Mütter nach Sperlich (2014) ein Anamneseinstrument/Fragebogen erstellt werden, der eine systematische und reproduzierbare Zuteilung zu unterschiedlichen Kursen zulässt [11]. Des Weiteren wird die Randomisierung entsprechend der Studienphase durchgeführt: Wenn Kurse nach Lebenswelt gebildet werden, sollten Cluster-Paare durch Matching entstehen und Konzepte erhalten, die zielgruppenspezifisch sind, aber sich in einzelnen Methoden unterscheiden. Die Messung der Gesundheitskompetenz und deren potenzielle Veränderung stellt dabei das primäre Outcome dar. Die Gesundheitskompetenz kann intervallskaliert, kategorial oder binär dargestellt und analysiert werden. Für numerische sowie binär skalierte Daten gibt es verschiedene Methoden zur statistischen Analyse der Cluster [90–92]. Ein wesentlicher Aspekt für die Reliabilität dieses Designs ist die korrekte Schätzung der Intra-Cluster-Korrelation (ICC), um die Gleichheit der Proband*innen innerhalb und zwischen den Clustern darzustellen [90, 92]. Hierfür kann sich an Studien orientiert werden, die sich mit demselben Design mit Schwangerschaftsoutcomes beschäftigt haben, oder es kann eine Formel verwendet werden, um anhand der Variabilität zwischen und innerhalb der Cluster die Korrelation zu berechnen [90, 91]. Die ICC nimmt hierbei Werte zwischen 0 und 1 an, je nach Stärke der Korrelation und durchschnittlicher Clustergröße wird der Designeffekt berechnet [92]. Der Designeffekt ist relevant für die Planung der Individuen pro Cluster und der benötigten Clusteranzahl, wird dieser in der Studienplanung nicht berücksichtigt, erhöhen sich die Fehler erster und zweiter Art [92]. Ebenso relevant für diese Studie ist die Art der Randomisierung. Die Randomisierung sollte für die Methodenentwicklung zur Gesundheitsförderung nach Lebenswelt durch Matching erfolgen [92]. Werden Cluster-Paare bereits vor der Intervention gematcht, wird die Heterogenität verringert, und die Effekte auf die Gesundheitskompetenz können deutlicher der Intervention zugeschrieben werden, wobei beide Cluster eines Paars verschiedene Interventionen erhalten, die für ihre Lebenswelt in einzelnen Methoden wirksam war [92]. Die Datenanalyse in diesem Design kann durch viele Methoden, auch für binäre Outcomevariablen, erfolgen [91]. Hierbei können in Regressionsmodellen einzelne Einflüsse durch Methoden zur Gesundheitsförderung als Prädiktoren für die Veränderung der Gesundheitskompetenz in Clustern vorhergesagt werden [91]. Dabei ist insbesondere nach Matching von Cluster-Paaren auf den Umgang mit fehlenden Daten zu achten, da entweder beide Cluster aus der Analyse ausgeschlossen werden müssen oder das Matching wird nachträglich gelöst, um ein vollständig erhobenes Cluster analysieren zu können. Um in der

Konkretisierung der Studienplanung die Studienqualität zu verbessern, sollte sich an die CONSORT-Checkliste für Cluster-randomisierte Studien gehalten werden [93]. Die Items der CONSORT-Checkliste sind in Anhang 4 im elektronischen Zusatzmaterial einsehbar.

Ziel ist es, die Kurse in den einzelnen Regionen nach Erkenntnissen der vorangegangenen Analysen nach Lebenswelten auszurichten und zu bilden. So können nach Auswertung der Daten verschiedene Kurskonzepte in mehreren Clustern (Regionen) untersucht werden.

Diskussion 4

Im folgenden Kapitel werden die Ergebnisse der Konzeptualisierung des Pilotprojekts, aufgeteilt nach Inhalten, Projektplanung und Datenerhebung, diskutiert und literaturbasiert in Kontext gesetzt. Des Weiteren werden die Limitationen dieser Arbeit beschrieben.

Die Inhalte des Geburtsvorbereitungskurses sowie die Methode, wie der Inhalt innerhalb eines Kurses mit Schwangeren und nicht-schwangeren Teilnehmenden aufzubauen ist, sind auf Grundlage der Theorien zu erfolgreichem Empowerment, externer Evidenz aus einer Übersicht aus sechs Metaanalysen und der internen Evidenz über Inhalte und Abläufe deutscher Geburtsvorbereitungskurse entstanden. Zudem wurden aktuelle Empfehlungen von Fachgesellschaften zusätzlich in die Inhalte der Kursdurchführung aufgenommen, um die verfügbare externe Evidenz zu nutzen. Das Kurskonzept soll ein Beispiel für begründetes Handeln in der Präventionsarbeit durch Hebammen liefern, um eine von der vorhandenen Evidenz abgeleitete Grundlage zu haben, die zur Vereinheitlichung der Maßnahmen führt, sodass Daten erhoben werden können. Der Einfluss der internen Evidenz war zur Erstellung des ersten Kurskonzepts nötig, da die Datenlage in Deutschland bislang keine nachweislich wirksamen Präventionsmodelle zur Geburtsvorbereitung erstellen lässt. Dieser Einfluss stellt eine Limitation für das erste Kurskonzept dar, da die interne Evidenz von einer Person entsprechend subjektiv ist. Dennoch bietet das Kurskonzept einen detailliert beschriebenen

---

Ergänzende Information Die elektronische Version dieses Kapitels enthält Zusatzmaterial, auf das über folgenden Link zugegriffen werden kann https://doi.org/10.1007/978-3-658-48929-8_4.

Rahmen für begründetes Handeln auf inhaltlicher und methodischer Ebene, sodass die Ansätze des subjektiven Einflusses deutlich werden. Dieser Einfluss ist in Bezug auf den Verlauf und das Projektvorhaben als Vorteil zu betrachten, weil dieses Vorgehen das Expert*innenwissen der Hebammen, die Kurse durchführen, einbringt und wissenschaftlich überprüfbar macht.

Eine weitere Limitation dieser Arbeit sind die Einschränkungen des Umbrella-Reviews. Die systematische Suche, das Screening der Studien und der Einschluss in die Übersichtsarbeit wurden von einer Person durchgeführt, wodurch ein Reporting-Bias entsteht. Die Schwierigkeit des Einschlusses einzelner Methoden bestand darin, dass die internationalen randomisiert kontrollierten Studien Vergleichsgruppen und Interventionsgruppen auf Grundlage des Versorgungssystems der jeweiligen Region erstellt haben. Demnach musste streng überprüft werden, ob die Intervention einer Studie in Deutschland eine Methode in der Geburtsvorbereitung darstellt, da die Hebammenhilfe in Deutschland vergleichsweise breit gefächert ist. Beispielsweise können Hausbesuche im Wochenbett zur Stillförderung in Kombination mit Stillberatung in der Schwangerschaft nicht als Methode für die Geburtsvorbereitung gewertet werden, da Hausbesuche im Wochenbett im deutschen System üblich sind, wenn Eltern Hebammenhilfe in Anspruch nehmen. Dennoch ist die Stillförderung in der Schwangerschaft möglicherweise relevant und wirksam zur Gesundheitsförderung, die in Studien gemessenen Effekte dienen allerdings nicht zur Begründung der Anwendung, weil die in den Kontrollgruppen angewendete Standardversorgung meist einer Versorgung entspricht, in die keine Hebammen eingebunden sind. Demnach können auf Grundlage der Evidenz keine Aussagen darüber getroffen werden, welche Methoden zur Stillförderung in der Schwangerschaft die Gesundheitskompetenz verbessern, hierzu müssten konkrete Methoden verglichen werden. Zudem wurden in den einzelnen Studien sowie in den Metaanalysen und systematischen Reviews sehr unterschiedliche Outcomes anhand verschiedener Messinstrumente erhoben, keine der Studien oder Übersichtsarbeiten hat die Gesundheitskompetenz erhoben. Es können demnach keine Aussagen zur Wirksamkeit in Bezug auf die Gesundheitskompetenz getroffen werden, die Wirksamkeit der für die Konzepterstellung verwendete externe Evidenz liefert nur Hinweise für Methoden und Ansätze, die in einzelnen geburtshilflichen oder psychischen Outcomes Effekte vermuten lassen. Diese Limitationen bieten ebenfalls die Begründung dafür, ein erstes Rahmenkonzept in verschiedenen Regionen durch quantitative und qualitative Erhebungsmethoden in Deutschland zu erproben, da aus den internationalen Daten nur bedingt Schlüsse gezogen werden können. Zudem könnten weitere angrenzende Disziplinen Methoden zur Förderung der Gesundheitskompetenz liefern, die durch den Suchterm des Reviews nicht erreicht wurden. Beispielsweise

4 Diskussion

liefert eine Cochrane-Metaanalyse aus dem Bereich Psychologie Hinweise auf die Effektivität verschiedener Zielsetzungsmethoden [94]. Hierbei wurde festgestellt, dass die überwachte Zielsetzung im Längsschnitt in einer Betreuung von Menschen, die ihr Verhalten verändern möchten, die Wahrscheinlichkeit für die Zielerreichung steigert [94]. Diese Erkenntnis liefert keine Methode zur Geburtsvorbereitung, kann aber die Begründung für Inhalte und beispielsweise das Abfragen von Hausaufgaben innerhalb des Kurses liefern.

Die Qualität der Studien, aus denen einzelne Methoden in das Kurskonzept aufgenommen wurden, ist teilweise fraglich. Die Bewertung der Metaanalysen wurde auf Grundlage des AMSTAR-2 Tools durchgeführt, dessen Ergebnisse dieser Arbeit angehängt sind (Anhang 3 im elektronischen Zusatzmaterial) [95]. Ebenso relevant für die Bewertung der wissenschaftlichen Güte dieser Arbeit sind die Kollektive, aus denen die Daten stammen. Wie beschrieben handelt es sich um internationale Studien, die in den Metaanalysen zusammengefasst wurden. Die soziodemographischen Daten der Kollektive sind zwar beschrieben, müssten allerdings im in Kontext mit dem Gesundheitssystem der Länder gesetzt werden, um interpretieren zu können, inwiefern die Geburtsvorbereitung mit dem deutschen System vergleichbar ist. Umso wichtiger ist es, anhand der Datenerhebung in diesem Projekt den Einfluss sozialer Determinanten der Gesundheit und regionaler Unterschieden zu dokumentieren und zu reflektieren. Im Bereich der Präventionsarbeit ist es nicht ausreichend, in einem Regressionsmodell die Einflussfaktoren für das Ereignis „Sectio" zu untersuchen, wenn die sozialen Einflüsse auf Grundlage epidemiologischer Daten, die sich regional, aber vor allem länderübergreifend, deutlich unterscheiden, nicht entsprechend interpretiert werden. Zudem ist die Ebene der professionellen Akteure und deren Handlungen ebenso relevant für Untersuchungen im Bereich Prävention, weil die Methoden von Maßnahmen zur Gesundheitsförderung nie derart objektiviert werden können wie beispielsweise die Durchführung einer Ultraschalluntersuchung, weil die soziale Interaktion eine wichtige Rolle spielt. Allgemein scheint die Überprüfung der Wirksamkeit von Methoden aus internationalen Studien in einer Metaanalyse, ohne die Gesundheitskompetenz zu messen, keine angemessene Methode zu sein, um generalisierbare Ergebnisse für mehrere Länder zu erhalten, die Repräsentativität dieser hängt vom Gesundheitssystem ab.

Eine Cochrane-Metaanalyse zur Geburtsvorbereitung im Einzelsetting oder in Kleingruppen, die durch den Suchterm des Umbrella-Reviews auf Grund des Publikationsjahrs nicht erreicht wurde, zeigt die Problematik der Untersuchungen für die Effekte der Geburtsvorbereitung ebenfalls auf [96]. Die statistische Power wird auch in dieser Metaanalyse nicht durch Zusammenfassen der Ergebnisse verstärkt, weil die Messmethoden und Outcomes zu sehr variieren. Die Ergebnisse stammen aus Studien, die vor dem Jahr 2000 durchgeführt wurden, und sind in ihrer Aussage mit den Ergebnissen des Umbrella-Reviews konsistent, auch hier ist oftmals die Intervention selbst oder die Versorgung der Kontrollgruppe nicht beschrieben. Ein weiteres Cochrane Review, das nicht durch systematische Recherche erreicht wurde, beschreibt die Effekte der antenatalen Stillförderung [97]. Die Ergebnisse des Reviews sind konsistent mit den Ergebnissen des Umbrella-Reviews zu Methoden der Motivation in der Geburtsvorbereitung. Stillförderung in der Schwangerschaft ist eine Methode zur Motivation und kann sich auf die Gesundheitskompetenz und möglicherweise auf die Stillraten auswirken, allerdings vergleichen auch hier wenige Studien (in dieser Metaanalyse waren es zwei) Methoden zur Stillförderung mit anderen Methoden [97]. Der Methodenvergleich ergab keinen statistisch signifikanten Einfluss auf das postpartale Stillen [97]. Ein Cochrane-Review zu Maßnahmen zur Prävention in der Schwangerschaft auf Ebene der Leistungserbringenden und Regionen bestätigt das mehrfach betonte Bild: Erst eine Vereinheitlichung der Messungen und Angaben zu sozialem Kapital und Lebenswelten in Kombination wird Daten generieren, die die Gesundheitsförderung in verschiedenen Kontexten anwenden und untersuchen lassen [98].

Eine Studie zu Inhalten von Geburtsvorbereitungskursen aus der Schweiz hatte zum Ziel, die Angst vor Unbekanntem zu reduzieren, Sicherheit und Selbstvertrauen zu steigern, das bewusste Erleben von Schwangerschaft und Geburt sowie eine realistische Einstellung zu vermitteln, die Möglichkeit Fragen zu bieten, zu einem möglichst positiven Geburtserlebnis zu führen und keinen „Gymnastikkurs" für Schwangere darzustellen [99]. Die Messungen dieser Ziele erfolgten durch Selbsteinschätzung über Feedbackbögen [99]. Allerdings wurden in dieser Studie Methoden angewendet, die nicht evidenzbasiert sind (Frontalunterricht), es wurden keine soziodemographischen Daten erhoben, zudem werden Bedürfnisse von Schwangeren durch binäre Geschlechtsunterschiede interpretiert [99]. Diese Art von Studien trägt allerdings in keiner Form zu evidenzbasierten, nachhaltigen Präventionsmodellen bei, vor allem nicht, wenn keine Zielgruppen definiert werden und das Kollektiv nicht anhand soziodemographischer Daten interpretierbar ist. Die Aussagen innerhalb der Studie zu unterschiedlichen Bedürfnissen für Coping-Strategien von Männern und Frauen sind zudem exklusiv und entsprechen nicht den Erkenntnissen der Sozialwissenschaft, dass das biologische Geschlecht kein geschlechtsspezifisches Verhalten definiert, sondern die Gesellschaft. Diese Art Studien könnte ein Grund sein, weshalb Hebammen offensichtlich zur Reproduktion von Geschlechterrollen und zur Retraditionalisierung in Familien beitragen [39].

4 Diskussion

Die Projektziele, Netzwerke zur Förderung der Inanspruchnahme, Methodenentwicklung und Forschung auf kommunaler und regionübergreifender Ebene zu bilden, wurden auf Grundlage der präventionswissenschaftlichen Analyse mehrerer Präventionsmodelle gebildet [44, 54]. Die spezifische Planung der interprofessionellen Netzwerkarbeit soll die Ebenen zur Förderung der Gesundheitskompetenz abdecken, sich an Problemen im Bereich der Gesundheitsförderung in der Geburtsvorbereitung orientieren und partizipativ aufgebaut sein [44]. Dies bedeutet die Zusammenarbeit auf Augenhöhe, sodass alle Leistungserbringenden, Forschenden und Betroffenen den Nutzen aus ihrer Perspektive benennen können, um den Forschungsprozess dynamisch zu gestalten und neue Erkenntnisse zur Verbesserung der Lebensumstände der Beteiligten zu erproben [44]. Die Erkenntnisse der Transferwissenschaft wurden in der Art des Transfers für die Projektplanung berücksichtigt, indem Transferinstrumente geplant werden [52, 54]. Hierbei wurden die Barrieren miteinbezogen, sodass Teilnehmende gewonnen werden sowie der Anspruch der Digitalisierung berücksichtigt wird, indem eine digitale Plattform zur Qualitätssicherung durch Werkzeuge wie den PDCA-Zyklus und Foren zum Austausch vorgeschlagen werden. Die wichtigste Transfermethode stellt zunächst die Netzwerkarbeit dar, die im hebammenwissenschaftlichen Kontext in Deutschland aktuell nicht ausgeprägt oder ersichtlich ist. Die beteiligten Leistungserbringenden aus verschiedenen Kommunen sind elementar für das Erreichen der Projektziele und den Transfer wissenschaftlicher Erkenntnisse in die Versorgungsrealität. Die aktive Förderung des Ausbaus von Netzwerken und die Beseitigung der Barrieren, weshalb Hebammen nicht teilnehmen, sollten zu Projektbeginn und im Prozess stetig priorisiert werden, um die partizipative Forschung zu ermöglichen und auf weitere Lebenswelten übertragbare Daten zu generieren [44]. Zudem ist dies nötig, um Methoden mit fraglicher Wirksamkeit entwickeln zu können, indem Daten aus einzelnen Studienergebnissen weiter zu verschiedenen Kurskonzepten durch die Beteiligung von Expert*innen synthetisiert werden [44].

Die Projektplanung hat Limitationen. Das Projekt kann möglicherweise in der vorgestellten Form nicht durchgeführt werden, weil die Konzeptualisierung dieses Pilotprojekts ohne Träger geplant wurde. Dieser Umstand führt dazu, dass Netzwerke und Projektkoordination nicht konkret durch spezifische Ziele, Terminierungen und Meilensteine geplant werden konnten, weil weder Personal- noch Ortsplanung ohne Vorstellungen über finanzielle Mittel durchgeführt werden kann. Beispielsweise müsste eine Kosten-Nutzen-Berechnung durchgeführt werden und geplant werden, wie mit den finanziellen Mitteln im Verlauf gehaushaltet wird. Zur finalen Projektplanung könnte es ebenfalls nötig werden, weitere

Professionen einzubinden, sodass verschiedene Perspektiven auf das Präventionsmodell und teilnehmende Regionen entstehen. Wenn also ein Träger und eine Finanzierung vorhanden sind, könnten beispielsweise SMART-Kriterien (Spezifisch, Messbar, Erreichbar, Relevant, Terminiert) zur Konkretisierung dieses Projektrahmenplans verwendet werden, um die Ziele einzelner Meilensteine für die Implementierung des Projekts festzulegen und den Transfer messbarer zu gestalten [100]. Die Einbindung verschiedener Professionen ist essenziell, allerdings ist unklar, welche Professionen zur Förderung der Gesundheitskompetenz nach Lebenswelt benötigt werden. Die Erprobung in einem Projektrahmen fordert die Hebamme als Case-Manager*in, die weitere Professionen einbinden muss, wenn die Bedarfe danach erkannt werden und durch die Hebamme nicht abgedeckt werden können. Beispielsweise könnte hierbei die Beteiligung von Psycholog*innen in die Kurse erforderlich werden oder es müssen Kurskonzepte mit Dolmetscher*innen entwickelt werden. Des Weiteren muss die Art der Dokumentation und Datenerhebung (per Fragebögen) durch Ansprechpersonen des Projekts überblickt werden, sodass Hebammen gegebenenfalls dabei unterstützt werden können, um die Auswertbarkeit der Daten zu gewährleisten.

Das Projekt zur Evidenzbasierung der Geburtsvorbereitung ist mit einem bereits durchgeführten Präventionsprojekt, das ebenfalls Schwangere adressiert, teilweise vergleichbar. Das Projekt „*GeMuKi – Gemeinsam gesund: Vorsorge plus für Mutter und Kind*" soll zur Prävention von Risiken auf Grund von mütterlicher Adipositas Methoden in ihrer Wirksamkeit und Wirtschaftlichkeit überprüfen [101]. Der Projektaufbau ist ebenso wie in diesem Projekt nah an den aufgezeigten Themenfeldern der Präventionsforschung und darauf ausgelegt, ein Präventionsmodell umfassend zu überprüfen. Die Evidenzbasierung der erprobten Methoden ist hierbei gegeben, die Datenerhebung wird auf Grundlage der Ziele und Fragestellungen detailliert im Vorfeld geplant, ebenso entsprechen die Netzwerke durch geschulte Multiplikator*innen den Erkenntnissen der Transferwissenschaft. Die Netzwerkarbeit und Koordination der interprofessionellen Teilnehmenden an dem Projekt kann als Orientierung für dieses Projekt dienen, wenn durch Träger und Finanzierung der Projektumfang geklärt ist. Allerdings ist die Intervention des Projekts für evidenzbasierte Geburtsvorbereitung komplexer und vielseitiger, zudem existiert für diesen Bereich weniger Literatur als zur Prävention von Adipositas.

Das Pilotprojekt soll wie beschrieben Daten generieren, die in Bezug auf die Inhalte und Methoden der Geburtsvorbereitung in Deutschland nicht vorliegen, keine Leitlinie dazu existiert und die Kurse nach Ermessen der durchführenden Hebammen gestaltet werden. Die Überprüfung der Wirksamkeit der Kurse und verschiedener Konzepte, die sich an Bedarfen und Problemen orientieren

4 Diskussion

sollen, erfolgt in zwei Schritten. Zunächst müssen, wie in den Ergebnissen beschrieben, Daten erhoben und analysiert werden, um sich einer evidenzbasierten Methodenentwicklung anzunähern. Wenn verschiedene Konzepte entstanden sind, die Effekte auf die Gesundheitskompetenz von Teilnehmenden zeigen, können diese in einer experimentellen Studienphase im zweiten Schritt durch ein Cluster-randomisiertes Design in weiteren Bereichen überprüft werden. In der experimentellen Phase stellen wirksame Konzepte, die sich an verschiedenen Zielgruppen orientieren, durch Unterscheidung in einzelnen Methoden die Interventionen für gematchte Cluster-Paare (Intervention und Kontrolle) dar. Dieser Aufbau erfordert eine kontinuierliche Netzwerkarbeit, um die Synthese und Interpretation der Analysen kritisch zu reflektieren und keine fehlerhaften Annahmen zu verfolgen. Hierzu könnte es nützlich sein, sich weiteren Forschungsnetzwerken zu Prävention und Gesundheitsförderung anzuschließen und weitere Perspektiven von Forschenden zu erhalten. Übergeordnet werden stichprobenartig im Verlauf mehrmals Interviews durchgeführt und qualitativ analysiert, um das Projekt selbst und den Forschungsprozess zu evaluieren und partizipativ zu gestalten. Beispielsweise könnte im interprofessionellen Forschungsnetzwerk festgestellt werden, dass die Erhebungen der Gesundheitskompetenz keine Ergebnisse liefern, und es müssten zusätzliche Fragebögen, beispielsweise zum sozialen Netzwerk, zur Erhebung verwendet werden [102]. Allgemein sollte der Forschungsprozess dahingehend reflektiert werden, dass auch unerwünschte Effekte durch die Intervention erfasst werden [44].

Die Wahl von Cluster-randomisierten Designs begründet sich dadurch, dass die Intervention *Geburtsvorbereitung* üblicherweise in Clustern, also kleinen Gruppen, durchgeführt wird. Das Überprüfen der Intervention wäre demnach verzerrt, wenn Geburtsvorbereitung als Eins-zu-eins-Intervention erprobt wird, daher musste von einer randomisierten Kontrollstudie abgesehen werden. Um die Wirksamkeit in Clustern zu überprüfen, sollten verschiedene Kurskonzepte von erfahrenen Hebammen im ersten Schritt durch ein beobachtendes Studiendesign erprobt werden. Dies erleichtert die Methodenentwicklung, da keine Cluster-Matchings und Analysen stattfinden müssen, um Kurskonzepte zu verändern, zumal die Rekrutierung von Kooperationspartner*innen zu Beginn der Datenerhebung nicht abgeschlossen ist und das Cluster-Design erst Aussagekraft erhält, wenn man ICC und Stichprobengröße berechnen kann. Die experimentelle Phase kann also erst begonnen werden, wenn die Rekrutierung in möglichst vielen Regionen abgeschlossen ist. Zudem wird von Seite der Präventionsforschung darauf hingewiesen, dass ein Versorgungsproblem zunächst empirisch erhoben werden muss, um neue Modelle problemorientiert zu gestalten [44].

Der Aufbau der Datenerhebung, Analyse und Evaluation hat ebenfalls Limitationen. Datenerhebung sowie Analyse können ohne konkretes Vorhaben zur Durchführung des Projekts nicht vollständig geplant werden. Ebenso konnte der Rekrutierungsprozess nicht geplant werden, es wurden allerdings Transferinstrumente und ein grober Rahmen für die Inhalte und Werkzeuge der Netzwerkarbeit vorgestellt, die den Rekrutierungsprozess teilweise beinhalten, beispielsweise das konkrete Einladen sozial benachteiligter Schwangerer in den Geburtsvorbereitungskurs in der ärztlichen Vorsorge. Allerdings kann die Rekrutierung von Kooperationspartner*innen nicht ohne konkretes Vorhaben geplant werden. Dadurch kann in Bezug auf die Planung des Studiendesigns keine Stichprobengröße, ICC oder statistische Power berechnet werden.

Das Fehlen eines Trägers oder Informationen zu finanziellen Mitteln und Personal hat ebenfalls zur Folge, dass die Erhebung der geburtshilflichen Endpunkte über den Mutterpass geplant wurde, da der Zugriff auf Daten der regionalen Geburtskliniken unklar ist. Hierbei wäre beispielsweise die Erfassung von Schmerzmittelgebrauch, Zervixdilatation bei Aufnahme im Kreißsaal oder Geburtsdauer relevant, um ein detaillierteres Bild über die Auswirkungen der Intervention zu erhalten. Dennoch wird die Gesundheitskompetenz als primäres Outcome bestimmt, damit das primäre Ziel der gesundheitsfördernden Maßnahme überprüft wird. Ein weiterer Grund dafür ist die enorme Heterogenität in den Metaanalysen und randomisierten Kontrollstudien in Bezug auf die Outcomes von Geburtsvorbereitung, die gemessenen Effekte sind nach Ansicht der Autorin zu spezifisch (Beispiel postpartale Depression oder Sectiorate) und entsprechen nicht dem übergeordneten Ziel (Verbesserung der Gesundheitskompetenz und Empowerment). Die Wahl des Erhebungsinstruments zur Gesundheitskompetenz ist ein Fragebogen zur Selbsteinschätzung [88]. Dieser wurde gewählt, da die Definitionen von Gesundheitskompetenz sowie deren Abbildung enorm variieren, sodass im besten Fall viele Dimensionen der Gesundheitskompetenz abgedeckt werden können. Vorteilhaft an der Wahl des Fragebogens ist die höhere Akzeptanz von Werkzeugen zur Selbsteinschätzung durch die Proband*innen [103]. Die Werte des Fragebogens können mit dem Selbstbewusstsein der Befragten zusammenhängen, wodurch die tatsächliche Bewertung der Kompetenz beeinflusst wird, allerdings könnte dies in diesem Projekt einen interessanten Effekt ergeben: Die Gesundheitskompetenz wird nach und vor dem Kurs erhoben, wenn sie danach erheblich besser eingeschätzt wird, sind die Personen in Bezug auf die Bewältigbarkeit der Extremsituation selbstsicherer [103]. Allerdings ist dieser Effekt mit den geburtshilflichen und längerfristigen Outcomes (Stillrate) abzugleichen. Es könnte daher notwendig sein, diese Interpretation durch Abfrage von konkretem Wissen nach dem Kurs zu vereinfachen.

4 Diskussion

Die Problemstellung der Präventionsforschung besteht in der Begrenzung der statistischen Analyse sozialer Einflüsse in komplexen Interventionen, es entstehen Zufallseffekte, sodass Erkenntnisse nicht in anderen Lebenswelten zu denselben Effekten führen [54]. Eine Verblindung oder isolierte Bewertung der Interventionsinhalte kann in Studiendesigns zur Wirksamkeit gesundheitsförderlicher Maßnahmen nicht erfolgen [52, 54]. Der Ansatz der mixed-Methods, sodass quantitative und qualitative Daten synthetisiert werden, muss also zur Evaluation der Wirksamkeit und Übertragbarkeit der Ergebnisse auf weitere Lebensbereiche einfließen [44, 54]. Ebenso wird durch die Methodenforschung hervorgehoben, dass Metaanalysen zur Synthese gegebenenfalls nicht ausreichen, weshalb neue Methoden zur Synthese entwickelt werden müssen, damit komplexe Interventionen untersucht werden können [44]. Für dieses Projekt wird die Synthese von Daten und Zwischenergebnissen wie beschrieben geplant, auf denen die experimentelle Phase des Projekts aufgebaut wird. Dies stellt einen nicht reproduzierbaren Prozess dar. Allerdings kann argumentiert werden, dass dies dem partizipativen Ansatz entspricht und auf Grund mangelnder Daten erste Schritte zur Annäherung an eine empirisch erhobene Versorgungsrealität geplant wurde. Die Orientierung an bestehender Literatur zu Lebenslagen deutscher Mütter und deren Überprüfung durch die Erhebung mit denselben Instrumenten und qualitativen Auswertungen von Interviews mit Proband*innen in Kombination mit der Netzwerkarbeit stellt demnach eine spezifische Synthesemethode zu dieser Thematik dar, die im Projektverlauf durch strukturierte und lückenlose Dokumentation der Schritte nachvollziehbar gestaltet.

Zur Transparenz wird die Clusteranalyse zu Lebenslagen von Müttern von Sperlich (2014) anhand der TRIPOD-Cluster-Checkliste bewertet, diese befindet sich in Anhang 5 des elektronischen Zusatzmaterials [104]. Die Checkliste wurde gewählt, weil sie zur Bewertung am Ehesten der Auswertungsmethode entspricht. Die Bewertung dessen ist essenziell, um keine Ergebnisse zu reproduzieren, die fehlerhaft entstanden sind.

Fazit 5

Das Ziel dieser Arbeit, ein Pilotprojekt zur Förderung der Gesundheit durch Geburtsvorbereitung trotz mangelnder Daten auszuarbeiten, konnte weitestgehend erreicht werden. Die Konzeptualisierung des Projekts konnte literaturbasiert erfolgen, die konkrete Durchführungsplanung blieb allerdings durch das Fehlen eines konkreten Projektvorhabens lückenhaft. Im vorausgehenden Kapitel werden die Lücken der Durchführungsplanung aufgezeigt, sodass sich die übrige Planung bei Konkretisierung des Vorhabens auf die Gegebenheiten zugeschnitten daran orientieren kann.

Die Ausarbeitung eines ersten Kurskonzepts, das sich an evidenzbasierten Methoden zur Verhaltensveränderung und der Theorie zu Empowerment-Dimensionen orientiert, wurde detailliert dargestellt. Dieses Konzept soll allerdings nur ein Beispiel zur Handlungsbegründung in der Präventionsarbeit von Hebammen liefern, zu der grundlegend wenige Daten vorliegen. Das Begründen der Handlung ohne externen Wirksamkeitsbeleg stellt die interne Evidenz dar, die im Zuge dieses Projekts überprüft werden kann. Somit werden keine gelebten Methoden, die möglicherweise das Ziel der Gesundheitsförderung in der Geburtsvorbereitung bereits erreichen, auf Grund mangelnder Literatur abgelehnt. In Kombination mit der Netzwerkarbeit auf unterschiedlichen Ebenen (kommunal und interprofessionell zur Methodenentwicklung) wird dem Grundsatz der Problemorientierung und Partizipation zur Forschung und Gestaltung von Präventionsmodellen gerecht. Zudem schafft dieser Ansatz eine Schnittstelle zwischen Forschung und Praxis, was durch die Akademisierung des Hebammenberufs in Deutschland vorangetrieben wurde. Dadurch kann sich die Berufsgruppe der Prävention auf Systemebene annehmen und Wissenslücken zur Frauengesundheit aufnehmen. Die Frauengesundheitsforschung ist durch Hebammen voranzutreiben, da Frauen in der Forschung systematisch unterrepräsentiert sind, ebenso in klinischen Studien selbst [105, 106].

Die literaturbasierte Projektplanung ergab einen Entwurf, der sich den Prinzipien der *Gesundheit auf allen Ebenen* annähert und die Chancengleichheit verbessert. Für die Projektplanung bedeutet das die Problemorientierung, sodass explizit alle Teilnehmenden so geschult werden, dass das Problem der Chancenungleichheit deutlich wird und die Reflexion zu unterschiedlichen Bedarfen und der Unterversorgung vulnerabler Gruppen angestoßen wird. Inhaltlich wird die Chancengleichheit adressiert, indem Kurskonzepte nach Lebenswelten geplant werden und sich nach den Bedarfen richten.

Die Datenerhebung und der Forschungsprozess selbst wurden so konkret wie möglich, aber so offen wie nötig geplant, um im Projektverlauf alle notwendigen Daten zu erfassen und sich an den Problemen der Kurse, des Projekts, der Teilnehmenden oder der Datenanalyse zu orientieren. Die Datenerhebung in zwei Studienphasen, erst beobachtend dann experimentell, kann langfristig zur Erstellung einer Leitlinie mit evidenzbasierten Empfehlungen für das deutsche System führen. Dadurch wird sich der Aufgabe angenommen, Qualitätsindikatoren für die Hebammenarbeit zu identifizieren, die entsprechend die Qualität der Versorgung zukünftig messen lassen.

Dieses Projekt ist demnach ein konkretes Beispiel für die Zusammenarbeit akademisierter und nicht-akademisierter Hebammen, deren Expertise durch Forschung untermauert werden kann. Aus Expert*innenmeinungen werden Kurskonzepte, deren überprüfbares Outcome belegt möglicherweise ihre Wirksamkeit und damit den Einfluss von Hebammen auf die Gesundheitsförderung. Erst wenn dies erreicht ist, ist der Beleg des Beitrags zu einer gesunden Gesellschaft gegeben. Ein solcher Beleg durch hebammengeleitete Projekte kann langfristig zur Autonomie der Berufsgruppe beitragen, sodass aus Netzwerken eine Kammer für die Berufsgruppe entsteht, die sich der Versorgung Schwangerer in den Bereichen, in denen Hebammen nachweislich Expertise besitzen, verpflichtet.

Literatur

1. World Health Organization. Constitution of the world health organization[Internet]. 1995 [Zitiert am 18.01.2024] URL: https://apps.who.int/iris/bitstream/handle/10665/121457/em_rc42_cwho_en.pdf.
2. Weltgesundheitsorganisation. Regionalbüro Europa. Gesundheit 2020: Rahmenkonzept und Strategie der Europäischen Region für das 21. Jahrhundert [Internet]. 2013 [Zitiert am 19.01.2024] URL: https://iris.who.int/handle/10665/326433
3. Weltgesundheitsorganisation Europa. Social determinants of health: The solid facts. In: Weltgesundheitsorganisation Europa, Hrsg. Regional Office for Europe:2003.
4. Böhm K. Gesundheit als gesamtgesellschaftliche Aufgabe: Das Konzept Health in All Policies und seine Umsetzung in Deutschland. Wiesbaden, Heidelberg.Springer VS: 2020.
5. Jordan S, Hoebel J. Gesundheitskompetenz von Erwachsenen in Deutschland. Bundesgesundheitsbl 2015; (58):942–50.
6. Bundesministerium für Gesundheit. Gesundheitsziele[Internet]. 2017 [Zitiert am 19.01.2024] URL: https://www.bundesgesundheitsministerium.de/themen/gesundheitswesen/gesundheitsziele.html.
7. Hafen M. Was unterscheidet Prävention von Gesundheitsförderung. Prävention 2004; (1):8–11.
8. Bundesministerium für Justiz. Gesetz über das Studium und den Beruf von Hebammen. Bundesministerium für Justiz[Internet]. 2020 [Zitiert am 19.01.2024] URL: https://www.gesetze-im-internet.de/hebg_2020/BJNR175910019.html.
9. Olander EK, Darwin ZJ, Atkinson L, Smith DM, Gardner B. Beyond the 'teachable moment' – A conceptual analysis of women's perinatal behaviour change. Women Birth 2016; 29(3):e67-e71.
10. Bundeszentrale für gesundheitliche Aufklärung (BZgA). Leitbegriffe der Gesundheitsförderung und Prävention, Glossar zu Konzepten, Strategien und Methoden. In: Bundeszentrale für gesundheitliche Aufklärung, Hrsg. E-Book.BZGA – Federal Centre for Health Education: 2018.
11. Sperlich S. Gesundheitliche Risiken in unterschiedlichen Lebenslagen von Müttern. Bundesgesundheitsbl. 2014; (57):1411–23.

12. Drossou O, Heinrich Böll Stiftung. Dossier Migration und Gesundheit[Internet]. 2009 [Zitiert am 19.01.2024] URL: http://kultur-gesundheit.de/projekt/publikationen_vort raege/dokumente_weitere/dossier_migration_und_gesundheit.pdf#page=55.
13. Sauer Arn, Güldenring A. Die Gesundheitsversorgung fuer Trans*-Maennlichkeiten-Stand,Bedarfe-Empfehlungen-Dritter-Deutscher-Maennergesundheitsbericht. Bern.Hogrefe: 2016.
14. Heeser A. Wenn Männer schwanger werden. Heb Wiss 2022; 3(2):36–9.
15. Bonfadelli H, Pott E. Kapitel 31 – Gesundheitskampagnen und soziales Marketing. In: Schwartz FW, Walter U, Siegrist J, Kolip P, Leidl R, Busse R et al., Hrsg. Public Health. 4. Auflage. München: Elsevier; 2023. S. 366–74.
16. Michie S, van Stralen MM, West R. The behaviour change wheel: a new method for characterising and designing behaviour change interventions. Implementation Sci 2011; 6(1):42.
17. Statista. Gesundheitskompetenz nach Berufsabschluss I Statista[Internet]. 2024 [Zitiert am 18.01.2024]. URL: https://de.statista.com/statistik/daten/studie/1413314/umfrage/gesundheitskompetenz-in-deutschland-nach-berufsabschluss/
18. Statista. Gesundheitsverhalten unter Frauen nach Bildungsgruppe I Statista[Internet]. 2024 [Zitiert am 18.01.2024] URL: https://de.statista.com/statistik/daten/studie/139 5345/umfrage/gesundheitsverhalten-unter-frauen-in-deutschland-nach-bildung/.
19. Robert Koch Institut. Gesundheitsberichterstattung – Gesundheitliche Lage der Frauen 2020[Internet]. 2024 [Zitiert am 28.01.2024] URL: https://www.rki.de/DE/Content/Gesundheitsmonitoring/Studien/Geschlecht_Gesundheit/FP_frauengesundheitsberi cht.html.
20. Statista. Übergewicht unter Frauen in Deutschland I Statista[Internet]. 2024 [Zitiert am 20.01.2024] URL: https://de.statista.com/statistik/daten/studie/233461/umfrage/entwicklung-von-uebergewicht-und-adipositas-in-deutschland-unter-frauen/.
21. Statista. Verbreitung von Diabetes nach Geschlecht und Alter I Statista[Internet]. 2024 [Zitiert am 20.01.2024] URL: https://de.statista.com/statistik/daten/studie/166898/umf rage/praevalenz-von-diabetes-nach-geschlecht-2009/.
22. Statista. Gestationsdiabetes – Anteil Frauen bei stationärer Entbindung I Statista[Internet]. 2024 [Zitiert am 20.01.2024] URL: https://de.statista.com/statistik/daten/studie/1290428/umfrage/anteil-der-frauen-mit-gestationsdiabetes-bei-stationae rer-entbindung/.
23. Gemeinsamer Bundesausschuss. Richtlinie über die ärztliche Betreuung während der Schwangerschaft und nach der Geburt. 2023 [Internet] [Zitiert am 04.02.2024] URL: https://www.g-ba.de/downloads/62-492-3335/Mu-RL_2023-09-28_iK-2023-12-19. pdf.
24. Sitzberger C. Die Gesundheit von Mutter und Kind bei Risikoschwangerschaften – Möglichkeiten der Prävention : Studien am Beispiel Gestationsdiabetes und nach Einsatz künstlicher Reproduktionstechnologien. Technische Universität München[Internet]. 2021 [Zitiert am 04.02.2024] URL: https://mediatum.ub.tum.de/157 8902.
25. Statistisches Bundesamt. Krankenhausentbindungen in Deutschland[Internet]. 2023 [Zitiert am 26.01.2024] URL: https://www.destatis.de/DE/Themen/Gesellschaft-Umw elt/Gesundheit/Krankenhaeuser/Tabellen/krankenhausentbindungen-kaiserschnitt. html.

26. Schrey-Petersen S, Härtel C. Vaginale Geburt – Vor- und Nachteile für Mutter und Kind. Gynäkologie 2024:1–9.
27. Brettschneider A-K, Lippe E von der, Lange C. Stillverhalten in Deutschland – Neues aus KiGGS Welle 2. Bundesgesundheitsblatt Gesundheitsforschung Gesundheitsschutz 2018; 61(8):920–5.
28. Statista. Gender Hours Gap: Bezahlte Arbeitsstunden nach Geschlecht und Alter 2022 | Statista[Internet]. 2024 [Zitiert am 20.01.2024] URL: https://de.statista.com/statistik/daten/studie/1370485/umfrage/gender-hours-gap-bezahlte-arbeitsstunden-nach-geschlecht-und-alter/.
29. Statista. Durchschnittlicher Bruttomonatsverdienst nach Geschlecht bis 2021 | Statista[Internet]. 2024 [Zitiert am 28.01.2024] URL: https://de.statista.com/statistik/daten/studie/698806/umfrage/durchschnittlicher-bruttomonatsverdienst-von-arbeitnehmern-in-deutschland-nach-geschlecht/.
30. Statista. Schlechte Gesundheit unter Frauen nach Einkommen | Statista[Internet]. 2024 [Zitiert am 28.01.2024] URL: https://de.statista.com/statistik/daten/studie/1412114/umfrage/anteil-der-frauen-mit-schlechtem-gesundheitszustand-nach-einkommen/.
31. Statista. Frauen als Opfer von Partnerschaftsgewalt bis 2022 | Statista[Internet]. 2024 [Zitiert am 20.01.2024] URL: https://de.statista.com/statistik/daten/studie/1121554/umfrage/weibliche-opfer-von-gewalt-in-der-partnerschaft-in-deutschland/.
32. Statista. Prävalenz von Depressionen in Deutschland nach Alter | Statista[Internet]. 2024 [Zitiert am 20.01.2024] URL: https://de.statista.com/statistik/daten/studie/1395012/umfrage/12-monats-praevalenz-von-depressionen-nach-alter-und-geschlecht/.
33. AOK. Geburtsvorbereitungskurs-Inhalte[Internet]. 2022 [Zitiert am 24.01.2024] URL: https://www.aok.de/pk/leistungen/schwangerschaft-geburt/geburtsvorbereitungskurs/.
34. Julian Habermann, Dres. Schlegel + Schmidt Medizinische Kommunikation GmbH. Geburtsvorbereitungskurse: mit Zuversicht Eltern werden[Internet]. Techniker Krankenkasse [Zitiert am 13.02.2024]. URL: https://www.tk.de/techniker/gesundheit-foerdern/schwangerschaft-und-geburt/geburtsvorbereitung-und-geburt/geburtsvorbereitungskurse-mit-zuversicht-eltern-werden-2009506
35. Kotzur P. Geburtsvorbereitungskurs: Inhalt und Ablauf[Internet]. 2016 [Zitiert am 24.01.2024] URL: https://www.netmoms.de/magazin/schwangerschaft/geburtsvorbereitung/geburtsvorbereitungskurs-2/#geburtsvorbereitungskurs-deine-optionen.
36. Deutscher HebammenVerband e.V. Was machen Hebammen?[Internet]. 2022 [Zitiert am 29.01.2024] URL: https://www.hebammenverband.de/beruf-hebamme/was-machen-hebammen/.
37. AWMF, DGGG, dghwi. Die vaginale Geburt am Termin[Internet]. 2020 [Zitiert am 04.02.2024] URL: https://www.dghwi.de/wp-content/uploads/2020/07/2021_03_19_LL_Langfassung.pdf.
38. Ringler M, Nemeskieri N, Uhl A, Langer M, Reinold E. Präpartale Erwartungen, Verhalten bei der Geburt und im Wochenbett sowie postpartale Zufriedenheit mit dem Geburtserlebnis. Die Bedeutung des Partners und der Geburtsvorbereitung. Geburtshilfe Frauenheilkd 1986; 46(7):432–4.
39. Müller M, Zillien N. Das Rätsel der Retraditionalisierung – Zur Verweiblichung von Elternschaft in Geburtsvorbereitungskursen. Köln Z Soziol 2016; 68(3):409–33.
40. Statista. Schwangerschaft und Geburt – Informationsquellen vor der Geburt des ersten Kindes in Deutschland nach Geschlecht 2017 | Statista[Internet]. 2023 [Zitiert

am 29.01.2024] URL: https://de.statista.com/statistik/daten/studie/726789/umfrage/umfrage-zu-informationsquellen-vor-der-geburt-des-ersten-kindes-nach-geschlecht/.
41. Albrecht, M., Loos, S., Sander, M., & Stengel, V. Studie zur Hebammenversorgung im Freistaat Bayern: Studie für das Bayerische Staatsministerium für Gesundheit und Pflege. Berlin. IGES Institut: 2018
42. Kliche T, Kröger G. Empowerment in Prävention und Gesundheitsförderung--Eine konzeptkritische Bestandsaufnahme von Grundverständnissen, Dimensionen und Erhebungsproblemen. Gesundheitswesen 2008; 70(12):715–20.
43. Zinsser LA, Stoll K, Wieber F, Pehlke-Milde J, Gross MM. Changing behaviour in pregnant women: A scoping review. Midwifery 2020; 85:102680.
44. U. Walter, G. Nöcker, M. Plaumann, S. Linden, E. Pott, U. Koch, S. Pawils. Memorandum zur Präventionsforschung – Themenfelder und Methoden (Langfassung). Gesundheitswesen 2012; 74(10):e99-e113.
45. Buckland C, Hector D, Kolt GS, Fahey P, Arora A. Interventions to promote exclusive breastfeeding among young mothers: a systematic review and meta-analysis. Int Breastfeed J 2020; 15(1):102.
46. Hong K, Hwang H, Han H, Chae J, Choi J, Jeong Y et al. Perspectives on antenatal education associated with pregnancy outcomes: Systematic review and meta-analysis. Women Birth 2021; 34(3):219–30.
47. Madden K, Middleton P, Cyna AM, Matthewson M, Jones L. Hypnosis for pain management during labour and childbirth. Cochrane Database Syst Rev 2016; 2016(5):CD009356.
48. Meedya S, Fernandez R, Fahy K. Effect of educational and support interventions on long-term breastfeeding rates in primiparous women: a systematic review and meta-analysis. JBI Database System Rev Implement Rep 2017; 15(9):2307–32.
49. Ota E, Hori H, Mori R, Tobe-Gai R, Farrar D. Antenatal dietary education and supplementation to increase energy and protein intake. Cochrane Database Syst Rev 2015; (6):CD000032.
50. Suto M, Takehara K, Yamane Y, Ota E. Effects of prenatal childbirth education for partners of pregnant women on paternal postnatal mental health and couple relationship: A systematic review. J Affect Disord 2017; 210:115–21.
51. Chen I, Opiyo N, Tavender E, Mortazhejri S, Rader T, Petkovic J et al. Non-clinical interventions for reducing unnecessary caesarean section. Cochrane Database Syst Rev 2018; 9(9):CD005528.
52. Alfes J, Schaefer I, Kolip P. „Man muss das Rad nicht neu erfinden, sondern damit fahren." – Voraussetzungen für einen erfolgreichen Projekttransfer. Gesundheitswesen 2018; 80(2):144–8.
53. Jahed J, Bengel J, Baumeister H. Transfer von Forschungsergebnissen in die medizinische Praxis. Gesundheitswesen 2012; 74(11):754–61.
54. Zeeb H, Brandes M, Bauer U, Forberger S, Gelius P, Muellmann S et al. Perspektivpapier „Zukunft Präventionsforschung": Koordinierte Forschung zu Prävention und Gesundheitsförderung – aktuell und in der Zukunft. Gesundheitswesen 2023; 85(4):388–94.
55. De Bock F, Dietrich M, Rehfuess E. Evidenzbasierte Prävention und Gesundheitsförderung. Köln. Memorandum der Bundeszentrale für gesundheitliche Aufklärung (BZgA): 2020

Literatur

56. Bart S. Einführung in das Qualitätsmanagement. Qualitätsmanagement in der Gesundheitsversorgung 2020:7–21.
57. Mayring P, Boehm A. Qualitative Inhaltsanalyse. In: Mayring P, Boehm A, Hrsg. (Schriften zur Informationswissenschaft; Bd. 14). Konstanz.Univ.-Verl. Konstanz: 1994.
58. Kuß Oliver, Jahn Patrick, Renz Petra, Landenberger Margarete. Cluster-randomisierte Studien in der Pflegewissenschaft. Hallesche Beiträge zu den Gesundheits- und Pflegewissenschaften 2009; 8(1):303–10.
59. Deutsche Gesellschaft für Gynäkologie und Geburtshilfe (DGGG). Geburtseinleitung (2020)[Internet] [Zitiert am 04.02.2024] URL: https://register.awmf.org/assets/guidelines/015-088ladd_S2k_Geburtseinleitung_2021-04.pdf.
60. Bundeszentrale für gesundheitliche Aufklärung (BZgA). Schwangerschaft und Geburt – Familienplanung – Alle Kategorien – BZgA Shop[Internet]. 2024 [Zitiert am 06.02.2024] URL: https://shop.bzga.de/alle-kategorien/familienplanung/schwangerschaft-und-geburt/.
61. Rouhe H, Salmela-Aro K, Toivanen R, Tokola M, Halmesmäki E, Saisto T. Obstetric outcome after intervention for severe fear of childbirth in nulliparous women – randomised trial. BJOG 2013; 120(1):75–84.
62. Svensson J, Barclay L, Cooke M. Randomised-controlled trial of two antenatal education programmes. Midwifery 2009; 25(2):114–25.
63. Ost LG. Applied relaxation: description of a coping technique and review of controlled studies. Behaviour Research and Therapy 1987; 25(5):397–409.
64. Bastani F, Hidarnia A, Kazemnejad A, Vafaei M, Kashanian M. A Randomized Controlled Trial of the Effects of Applied Relaxation Training on Reducing Anxiety and Perceived Stress in Pregnant Women. J Midwife Womens Health 2005; 50(4).
65. Lamaze International. What is Lamaze?[Internet]. 2023 [Zitiert am 04.02.2024] URL: https://www.lamaze.org/what-is-lamaze.
66. Schulz von Thun. das Kommunikationsquadrat – Schulz von Thun Institut[Internet]. 2024 [Zitiert am 14.01.2024] URL: https://www.schulz-von-thun.de/die-modelle/das-kommunikationsquadrat.
67. Daley-McCoy C, Rogers M, Slade P. Enhancing relationship functioning during the transition to parenthood: a cluster-randomised controlled trial. Arch Womens Ment Health 2015; 18(5):681–92.
68. Maimburg RD, Vaeth M, Dürr J, Hvidman L, Olsen J. Randomised trial of structured antenatal training sessions to improve the birth process. BJOG 2010; 117(8):921–8.
69. Feinberg ME, Roettger ME, Jones DE, Paul IM, Kan ML. Effects of a psychosocial couple-based prevention program on adverse birth outcomes. Matern Child Health J 2015; 19(1):102–11.
70. Deutsche Gesellschaft für Ernährung e.V. Handlungsempfehlungen – Ernährung in der Schwangerschaft[Internet]. 2024 [Zitiert am 06.02.2024] URL: https://www.dge.de/gesunde-ernaehrung/gezielte-ernaehrung/ernaehrung-in-schwangerschaft-und-stillzeit/handlungsempfehlungen-ernaehrung-in-der-schwangerschaft/#c3153.
71. Deutsche Gesellschaft für Gynäkologie und Geburtshilfe (DGGG). Leitlinien[Internet]. 2024 [Zitiert am 06.02.2024] URL: https://www.dggg.de/leitlinien/kategorie/aktuelle/seite-4.

72. Bundesgesundheitsministerium, Bundeszentrale für gesundheitliche Aufklärung. Empfehlungen für Bewegung und Bewegungsförderung (Sonderheft)[Internet]. 2024 [Zitiert am 06.02.2024] URL: https://www.bundesgesundheitsministerium.de/service/begriffe-von-a-z/b/bewegungsempfehlungen/.
73. Woodley SJ, Lawrenson P, Boyle R, Cody JD, Mørkved S, Kernohan A et al. Pelvic floor muscle training for preventing and treating urinary and faecal incontinence in antenatal and postnatal women. Cochrane Database Syst Rev 2020; 5(5):CD007471.
74. Doss BD, Rhoades GK, Stanley SM, Markman HJ. The effect of the transition to parenthood on relationship quality: an 8-year prospective study. J Pers Soc Psychol 2009; 96(3):601–19.
75. Koushede V, Brixval CS, Thygesen LC, Axelsen SF, Winkel P, Lindschou J et al. Antenatal small-class education versus auditorium-based lectures to promote positive transitioning to parenthood – A randomised trial. PLoS One 2017; 12(5):e0176819.
76. Wehner L, Brinek T, Herdlitzka M. Aktives Zuhören. In: Wehner L, Brinek T, Herdlitzka M, Hrsg.SpringerLink Bücher. Kreatives Konfliktmanagement im Gesundheits- und Krankenpflegebereich. Vienna: Springer-Verlag Vienna; 2010. S. 42–6.
77. HOUTS RM, BARNETT-WALKER KC, PALEY B, COX MJ. Patterns of couple interaction during the transition to parenthood. Personal Relationships 2008; 15(1):103–22.
78. Bundesministerium für Gesundheit. Ratgeber Krankenhaus: Was Sie zum Thema Krankenhaus wissen sollten. Berlin: Referat Öffentlichkeitsarbeit, Publikationen: 2020.
79. Hausding G. Grundrecht auf freie Wahl des Geburtsortes (2016)[Internet]. 2024 [Zitiert am 06.02.2024] URL: https://www.bundestag.de/webarchiv/presse/hib/201606/428662-428662.
80. Poets CF, Abele H. Geburt per Kaiserschnitt oder Spontangeburt. Monatsschr Kinderheilkd 2012; 160(12):1196–203.
81. Kinsey CB, Baptiste-Roberts K, Zhu J, Kjerulff KH. Birth-related, psychosocial, and emotional correlates of positive maternal-infant bonding in a cohort of first-time mothers. Midwifery 2014; 30(5):e188-94.
82. Huang P, Yao J, Liu X, Luo B. Individualized intervention to improve rates of exclusive breastfeeding: A randomised controlled trial. Medicine (Baltimore) 2019; 98(47):e17822.
83. International Lactation Consultant Association. Klinische Leitlinien zur Etablierung des ausschließlichen Stillens[Internet]. 2005 [Zitiert am 11.01.2024] URL: https://www.stillen-institut.com/de/internationale-leitlinien.html.
84. Abou-Dakn M. Stillen – Laktationsmedizin. In: Schneider H, Husslein P, Schneider K-TM, Husslein P-W, Hrsg.Springer Reference Medizin. Die Geburtshilfe. 5. Auflage. Berlin, Heidelberg: Springer; 2016. S. 1079–99.
85. Gemeinsamer Bundesausschuss. Kinder-Richtlinie[Internet]. 2024 [Zitiert am 14.02.2024] URL: https://www.g-ba.de/richtlinien/15/.
86. Ständige Impfkommission. Empfehlungen der Ständigen Impfkommission (STIKO) beim Robert Koch-Institut 2024 [Zitiert am 06.02.2024].
87. Auch in Begleitung: Der Geburtsvorbereitungskurs[Internet]. 2024. Techniker Krankenkasse [Zitiert am 13.02.2024] URL: https://www.tk.de/techniker/gesundheit-foerdern/digitale-gesundheit/gesundheits-apps/auch-in-begleitung-der-geburtsvorbereitungskurs-2138064

88. Schaeffer D, Berens E-M, Gille S, Griese L, Klinger J, Sombre S de et al. Gesundheitskompetenz der Bevölkerung in Deutschland vor und während der Corona Pandemie: Ergebnisse des HLS-GER 2. Das Gesundheitswesen 2021, 83(10), 781–788
89. Thomas Lampert, Jens Hoebel, Benjamin Kuntz, Stephan Müters, Lars Eric Kroll. Messung des sozioökonomischen Status und des subjektiven sozialen Status – KiGGS Welle 2. Journal of Health Monitoring 2018; (3):114–33.
90. Piaggio G, Carroli G, Villar J, Pinol A, Bakketeig L, Lumbiganon P et al. Methodological considerations on the design and analysis of an equivalence stratified cluster randomization trial. Statist. Med. 2001; 20(3):401–16.
91. Donner A, Klar N. Cluster randomization trials in epidemiology: theory and application. Journal of Statistical Planning and Inference 1994; 42(1-2):37–56.
92. Lorenz E, Köpke S, Pfaff H, Blettner M. Cluster-Randomized Studies. Dtsch Arztebl Int 2018; 115(10):163–8.
93. Campbell MK, Piaggio G, Elbourne DR, Altman DG. Consort 2010 statement: extension to cluster randomised trials. BMJ 2012; 345:e5661.
94. Epton T, Currie S, Armitage CJ. Unique effects of setting goals on behavior change: Systematic review and meta-analysis. J Consult Clin Psychol 2017; 85(12):1182–98.
95. AMSTAR. AMSTAR-2 – Assessing the Methodological Quality of Systematic Reviews[Internet]. 2021 [Zitiert am 11.01.2024] URL: https://amstar.ca/Amstar_Checklist.php.
96. Gagnon AJ, Sandall J. Individual or group antenatal education for childbirth or parenthood, or both. Cochrane Database Syst Rev 2007; 2007(3):CD002869.
97. Lumbiganon P, Martis R, Laopaiboon M, Festin MR, Ho JJ, Hakimi M. Antenatal breastfeeding education for increasing breastfeeding duration. Cochrane Database Syst Rev 2016; 12(12):CD006425.
98. Mbuagbaw L, Medley N, Darzi AJ, Richardson M, Habiba Garga K, Ongolo-Zogo P. Health system and community level interventions for improving antenatal care coverage and health outcomes. Cochrane Database Syst Rev 2015; 2015(12):CD010994.
99. Oberndörfer K, Hilpert S, Kenessey C, Grünwald H, Künzli H, Kammerer M. Evaluation eines Geburtsvorbereitungskonzeptes. Die Hebamme 2009; 22(01):36–9.
100. Locke EA LGP. A theory of goal setting & task performance. New Jersey.Prentice-Hall, Inc: 1990.
101. Bau A-M. Ergebnisbericht GeMuKi – Gemeinsam gesund: Vorsorge plus für Mutter und Kind. Gemeinsamer Bundesausschuss[Internet]. 2023 [Zitiert am 06.02.2024] URL: https://innovationsfonds.g-ba.de/downloads/beschluss-dokumente/421/2023-05-12_GeMuKi_Ergebnisbericht.pdf.
102. Fydrich T, Sommer G, Tydecks S, Brähler E. Fragebogen zur sozialen Unterstützung (F-SozU): Normierung der Kurzform (K-14). Z Med Psychol 2009; (18):43–8.
103. Stock S, Isselhard A, Jünger S, Peters S, Schneider G, Haarig F et al. DNVF Memorandum Gesundheitskompetenz (Teil II) – Operationalisierung und Messung von Gesundheitskompetenz aus Sicht der Versorgungsforschung. Gesundheitswesen 2022; 84(4):e26-e41.

104. Debray TPA, Collins GS, Riley RD, Snell KIE, van Calster B, Reitsma JB et al. Transparent reporting of multivariable prediction models developed or validated using clustered data: TRIPOD-Cluster checklist. BMJ 2023; 380:e071018.
105. Khan SU, Khan MZ, Raghu Subramanian C, Riaz H, Khan MU, Lone AN et al. Participation of Women and Older Participants in Randomized Clinical Trials of Lipid-Lowering Therapies: A Systematic Review. JAMA Netw Open 2020; 3(5):e205202.
106. Statistisches Bundesamt. EU-Statistik: Frauenanteil in der Forschung[Internet]. 2024 [Zitiert am 06.02.2024] URL: https://www.destatis.de/Europa/DE/Thema/Wissenschaft-Technologie-digitaleGesellschaft/FrauenanteilForschung.html.

GPSR Compliance

The European Union's (EU) General Product Safety Regulation (GPSR) is a set of rules that requires consumer products to be safe and our obligations to ensure this.

If you have any concerns about our products, you can contact us on

ProductSafety@springernature.com

In case Publisher is established outside the EU, the EU authorized representative is:

Springer Nature Customer Service Center GmbH
Europaplatz 3
69115 Heidelberg, Germany

www.ingramcontent.com/pod-product-compliance
Lightning Source LLC
Chambersburg PA
CBHW051443250725
30148CB00004B/227